Thomas Köhler-Saretzki

Sichere Kinder brauchen starke Wurzeln

Wegweiser für den Umgang mit
bindungsbeeinträchtigten Kindern und Jugendlichen

RATGEBER

für Angehörige, Betroffene und Fachleute

Herausgeber

DVE
Deutscher Verband
Ergotherapie

Thomas Köhler-Saretzki

Sichere Kinder brauchen starke Wurzeln

Wegweiser für den Umgang mit bindungsbeeinträchtigten Kindern und Jugendlichen

Bibliografische Information der Deutschen Bibliothek

Die Deutsche Bibliothek verzeichnet diese Publikation in der Deutschen Nationalbibliografie; detaillierte bibliografische Daten sind im Internet über http://dnb.ddb.de abrufbar.

3., überarbeitete Auflage 2021
2., überarbeitete Auflage 2016
1. Auflage 2014
ISBN 978-3-8248-1296-7 (Vorauflage 978-3-8248-1171-7)
eISBN 978-3-8248-9843-5 (Vorauflage 978-3-8248-0954-7)

Mollweg 2, D-65510 Idstein
Vertretungsberechtigte Geschäftsführer:
Dr. Ullrich Schulz-Kirchner, Martina Schulz-Kirchner
Titelfoto: © Kostia – Adobe Stock
Lektorat: Doris Zimmermann
Umschlagentwurf und Layout: Petra Jeck
Druck und Bindung: Plump Druck & Medien, Rolandsecker Weg 33, 53619 Rheinbreitbach
Printed in Germany

Inhalt

Wenn Sie über die hier angesprochenen Themen und Fragen hinaus noch weitere Informationen benötigen, können Sie sich gern persönlich an mich wenden:

Dr. Thomas Köhler-Saretzki
Leiter der Familienberatung der Christlichen Sozialhilfe Köln e. V.
Knauffstr. 14 | 51063 Köln
Telefon +49 (0) 221 64709-31 | Telefax +49 (0) 221 64709-32
thomas.koehler@csh-koeln.de

„Sichere Kinder brauchen starke Wurzeln"

Starke Wurzeln und tragfähige Flügel sollten möglichst alle Kinder bekommen. Doch was ist, wenn diese Wurzeln zu kurz geraten oder gar verkümmert und gewaltsam durchtrennt worden sind? Wie können Kinder dann einen sicheren Stand finden? Ebenso können schlecht entwickelte und gestutzte Flügel den natürlichen Spiel- und Erkundungsdrang eines jungen Menschen hemmen. Doch wie kann man ihnen neuen Raum zur besseren Entfaltung geben?

Der erzieherische wie auch therapeutische Umgang mit Kindern und Jugendlichen, deren Bindung beeinträchtigt ist, stellt sowohl Fachleute als auch die Betroffenen und Angehörigen tagtäglich vor neue Herausforderungen. Die belastenden Beziehungserfahrungen, die diese Kinder im Laufe ihres Lebens gemacht haben, kommen in der Folge in aktuellen Kontakten mit Erwachsenen und Gleichaltrigen zum Ausdruck. Eltern und Pädagogen berichten dann nicht selten von eskalierenden Konflikten, distanzlosem Verhalten und barschen Zurückweisungen, wenn sie sich dem aufgewühlten Kind nähern wollen.
Gerade in Situationen emotionalen Stresses finden die betroffenen Kinder und Jugendlichen häufig keine oder nur unzureichende Lösungen und benötigen einen sicheren Hafen, in dem sie ankern können.

Der Ratgeber zeigt auf, wie unsichere, hochunsichere und zum Teil gestörte Bindungen verstanden werden können, und bietet Möglichkeiten für den Umgang mit Kindern an, die häufig als „schwierig" oder „verhaltensauffällig" beschrieben werden. Durch das Verständnis früher Bindungsprozesse können hilfreiche Perspektiven entstehen: sowohl für Eltern und Angehörige als auch für die Fachkräfte der Kinder- und Jugendhilfe und der Therapie. Denn die sprichwörtlichen Wurzeln und Flügel sind zwar in Kindern biologisch angelegt, müssen aber dennoch in Beziehung miteinander reifen und können sogar später noch an anderer Stelle weiterentwickelt werden – das schafft Perspektiven!

Solche guten Aussichten wünsche ich auch der inzwischen dritten, vollständig überarbeiteten Auflage dieses Ratgebers: dass er sich mit seinen Anregungen in den pädagogisch-therapeutischen Arbeitsfeldern noch tiefer verwurzelt und überdies viele Familien erreicht, die sich zum Thema Bindung kundig machen möchten.

Köln
Prof. Dr. Mathias Berg

Einleitung

Dieser Ratgeber soll dazu dienen, Sie über das Thema Bindung aufzuklären. Er möchte Ihnen aktuelles Wissen über das Thema vermitteln, konkrete Fördermöglichkeiten kurz und einfach darstellen und Verhaltensweisen und emotionale Befindlichkeiten der Betroffenen erklären und verständlich machen.

Weitere Informationen beziehen sich auf die Erscheinungsformen und den Verlauf der unterschiedlichen Bindungsmuster und der Bindungsstörungen. Vor allem soll Ihnen der Wegweiser aber praktische Tipps und Hinweise für den Alltag geben. Für die professionelle Arbeit ist der Anspruch, hilfreiche pädagogische und psychologische Interventionen zu bieten. Betroffenen, Eltern und Freunden soll aufgezeigt werden, wie man im täglichen Leben mit einer Bindungsbeeinträchtigung umgehen kann, welche Verhaltensweisen zu empfehlen sind und wie ungünstige Bindungsmuster durchbrochen werden können.

Das Buch macht Ihnen also konkrete Vorschläge, wie Sie betroffene Kinder und Jugendliche bei der Bewältigung und dem Umgang mit ihrer Verunsicherung unterstützen können.

Es soll und kann natürlich keine Behandlung ersetzen. Diese muss von professionellen Fachkräften geleistet werden, z. B. Ärzten, Kinder- und Jugendtherapeuten, Mitarbeitern von Familienberatungsstellen oder Fachkräften des Jugendamtes. Und vor allem möchte dieser Ratgeber keine umfassende Handlungsanweisung bieten, die schrittweise für alle Fälle abgearbeitet werden kann. Die ständige Überprüfung, Reflexion und Anpassung der pädagogischen und therapeutischen Arbeit mit dem jeweiligen Kind muss weiterhin gewährleistet sein.

Dieser Wegweiser lädt Sie ein, sich mit dem Thema auseinanderzusetzen, und gibt Impulse für einen förderlichen und unterstützenden Umgang.

Dr. Thomas Köhler-Saretzki
Dipl.-Psychologe
Leiter der Familienberatung der Christlichen Sozialhilfe e. V., Köln

| Janne, 14 Jahre

Janne ruft schon von Weitem voller Begeisterung: „Hallo Herr Köhler, ich komme nachher wieder zu Ihnen!“ Wir haben keinen Termin vereinbart. In ihrer Stimme liegen so viel Lebhaftigkeit und Freude, als hätten wir das schönste Erlebnis des ganzen Jahres miteinander geteilt und müssten die Erinnerungen noch einmal aufwärmen und nachbesprechen. Unser gemeinsames Erlebnis von gestern war ein einstündiger, stark strukturierter Intelligenztest ohne tiefer gehende Gespräche oder besonders nennenswerte schöne gemeinsame Interaktionen – zumindest für mich. Janne möchte mir am liebsten um den Hals springen, während sie auf mich zuläuft. Sie versucht, mich für einen kleinen Augenblick so voll und ganz einzunehmen und auch körperlich so zu klammern, dass es mir unangenehm wird. Das Verhalten von Janne in dieser Situation ist unserer Beziehung überhaupt nicht angemessen! Ich versuche selbstverständlich, ihr offen zu begegnen und ihr zugewandt und feinfühlig meine völlige Aufmerksamkeit entgegenzubringen. Ich interessiere mich für sie und frage nach, wie es ihr geht und was sie denn gerade macht.

Plötzlich verändert sich die Situation, ich habe das Gefühl, sie wendet sich nach innen, oder nach außen, ich weiß nicht, auf jeden Fall weg. Sie wendet ihr Gesicht ab und lässt ihre Blicke fliegen, nur zu mir gelingt ihr kein Blickkontakt mehr. Der Kontakt wird insgesamt verschwommen und diffus. Ihre verbalen Antworten werden vage, ich habe das Gefühl, sie ist nicht bei der Sache und ich verliere das Gespür für mein Gegenüber. Eine unsichtbare Wand schiebt sich zwischen uns. Janne sucht jede Gelegenheit, aus der Situation zu kommen, und nutzt sie auch. Auf mein Lob für die Leistung von gestern zeigt sie keine sichtbare Reaktion. Ich fühle mich allein, obwohl mir jemand direkt gegenüber steht. Es entsteht ein innerer Druck, etwas zu sagen oder zu tun.

Janne läuft weg, auf jemand anderen zu. Sobald sie sich einige Meter entfernt hat, habe ich das Gefühl, dass hier ein freundliches, nettes junges Mädchen ist, mit dem ich gerne sprechen würde. Janne läuft um die Ecke, sie ist weg. Irgendwie bin ich verwirrt, gelöst, froh, irgendwie enttäuscht und auch verärgert.

Ich bin Janne auch schon oft begegnet, nachdem sie etwas angestellt hat. Die Reaktionsbreite, die dabei zu beobachten war, reichte von „vor Schreck erstarrt“ bis hin zu einem um sich schlagenden Mädchen völlig außer Rand und Band.

Mit drei Jahren wurde Janne aus ihrer Ursprungsfamilie herausgenommen und kam in eine Pflegefamilie. Sie war in einem körperlich und seelisch verwahrlosten Zustand, ein (sexueller) Missbrauch konnte nie ausgeschlossen werden. Die körperliche Entwicklung wirkte insgesamt stark retardiert. Richtig auffällig wurde Janne dann bei der Einschulung mit sechs Jahren. Sie kotete und nässte ein, schlug und kratzte andere Kinder, zeigte zunehmend distanzloses Verhalten und war nicht mehr ansprechbar. Die Unterbringung in einer Pflegefamilie scheiterte. Ab ihrem siebten Lebensjahr lebte Janne in verschiedenen stationären Einrichtungen der Kinder- und Jugendhilfe, zuletzt fünf Jahre ununterbrochen in einer heilpädagogischen Intensivgruppe, bevor sie schließlich geschlossen untergebracht werden musste. Dabei handelt es sich um eine mit Freiheitsentziehung verbundene Unterbringung nach § 1631b BGB.

Was versteht man eigentlich unter Bindung?

Eltern müssen dafür sorgen, dass die Bindung aufrechterhalten wird, auch wenn der aktive Part eigentlich das Kind ist.

Genetisch bedingt entwickelt ein Baby bzw. ein Kleinkind bereits nach wenigen Monaten ein starkes emotionales Band zu wichtigen Bezugspersonen. Bei diesen Bezugspersonen sucht das Kind körperliche Nähe, Schutz und Geborgenheit in angstauslösenden Situationen, bei Traurigkeit oder wenn es stark verunsichert ist. Dies geschieht vor allem in Situationen, die es mit eigenen Mitteln nicht mehr bewältigen kann. Der Säugling schreit, das Kleinkind krabbelt und das Kindergartenkind läuft aktiv auf die Bindungsperson zu. Sobald es die körperliche Nähe der Bezugsperson spürt und ihre vertraute Stimme hört, beruhigt es sich im Idealfall schnell wieder. Die Bindungsperson wird somit zu einem Ort, auf den man sich verlassen kann, den man in Gefahrensituationen immer wieder aufsuchen kann, der Schutz und Trost bietet und an dem man neue Kraft und Sicherheit tanken kann.

Bindung ist ein dauerhaftes emotionales Band zu wichtigen, erwachsenen Bezugspersonen.

Ab etwa fünf bis sechs Jahren ist dieses konkrete Verhalten nicht mehr so deutlich zu sehen, sondern es spielt sich zunehmend auf der gedanklichen Ebene, der Bindungsrepräsentationsebene ab. D. h., die körperliche Präsenz der Bezugspersonen verliert immer mehr an Bedeutung. An deren Stelle tritt aufgrund der gemachten Erfahrungen das Wissen um die Verfügbarkeit der Bezugsperson. Dieses Wissen bestimmt in der Folge das Denken, Fühlen und Handeln und damit die psychische Sicherheit des Kindes und später des Erwachsenen. Meistens ist die Hauptbezugsperson die Mutter, auch wenn die Väter bei der Präsenz und Verfügbarkeit für ihre Kinder massiv aufholen. Grundsätzlich kann jeder für einen kleinen Säugling zu einer wichtigen „Bindungstankstelle“ werden: die Großmutter, die Tante, die Tagesmutter, der Nachbar bzw. die Nachbarin oder auch die Erzieherin im Kindergarten. Man geht zum heutigen Zeitpunkt davon aus, dass das Kind im ersten Lebensjahr für sich eine innere Hierarchie der verschiedenen Bezugspersonen anlegt. Es kann also enge Beziehungen zu mehreren Bindungspersonen gleichzeitig eingehen, die in der Wichtigkeit nach einer inneren Rangfolge abgestuft werden. Ganz oben steht natürlich die Hauptbezugsperson. Zu den Faktoren, die darüber entscheiden, welche Menschen auf der jeweiligen „Bindungsrangfolgeliste“ stehen, gehört zum einen die Zeit, die man regelmäßig und verlässlich mit dem Kind verbringt. Vor allem aber ist die Qualität des Kontaktes ein entscheidendes Kriterium für einen erfolgreichen Beziehungsaufbau. Je mehr es gelingt, dem Kind emotional offen gegenüberzutreten und mit ihm in einer feinfühligen Art und Weise umzugehen, desto sicherer und stabiler wird die Beziehung.

Bindung entsteht durch emotionale Verfügbarkeit und feinfühliges Verhalten.

Zum Repertoire feinfühligen Verhaltens gehört eine dialogische Sprache mit Benennen der emotionalen Zustände des Säuglings („Meine Güte kannst Du schimpfen, da ist aber jemand verärgert!"), das Aufnehmen von Blickkontakt und ein angemessener Körperkontakt. Geschieht dies über einen längeren Zeitraum, wird die Bezugsperson vom Kind als vorhersehbar und verfügbar erlebt. Dann ist es dazu in der Lage, den sicheren Schoß der Mutter zu verlassen, um seine Umwelt zu erkunden. Es wird das sogenannte Explorationsverhalten aktiviert. Das Kind braucht jetzt seine Bindungspersonen, damit es in seinem Erkundungsdrang unterstützt, gelobt und bestärkt wird. Erst wenn es in eine Situation kommt, die überfordernd ist, Angst macht oder Unsicherheit auslöst, dreht das Kind eine Schleife und kehrt in den sicheren Hafen zurück. Nun sind die Bindungspersonen wichtig, um das Kind wohlwollend zu empfangen, zu schützen und zu trösten. Wenn das Kind sich sicher und geborgen fühlen kann und weiß, dass es bei Gefahr jederzeit den sicheren Ort griffbereit hat, kann es seine Umwelt wieder offen und interessiert erforschen. Der Kreislauf beginnt von Neuem.

Kreis der Sicherheit:
Wie Eltern auf die Bedürfnisse ihres Kindes achten

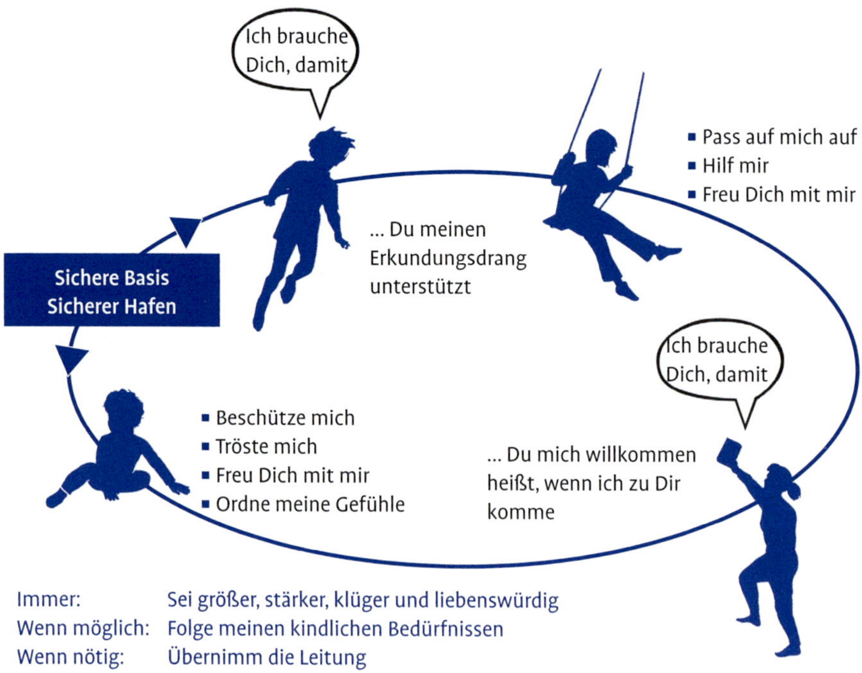

Immer:	Sei größer, stärker, klüger und liebenswürdig
Wenn möglich:	Folge meinen kindlichen Bedürfnissen
Wenn nötig:	Übernimm die Leitung

Abb. 1: Kreis der Sicherheit, nach Marvin et al. (2003)

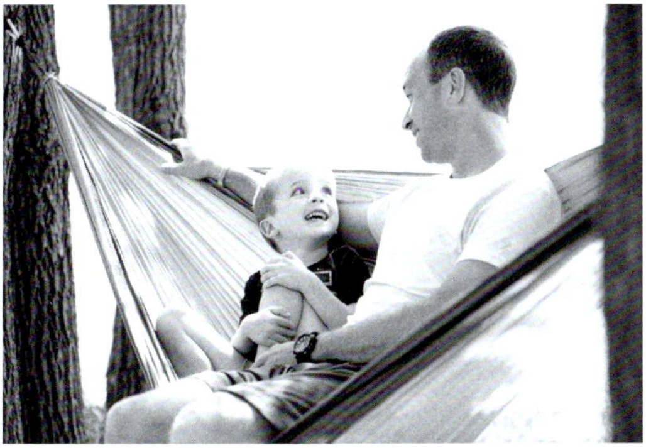
© ambermb – pixabay.com

Zu verschiedenen Personen können auch unterschiedliche Bindungsmuster vorhanden sein. So kann das Kind z. B. zur Mutter eine sichere Bindung und zum Vater eine unsichere Bindung entwickeln. Dies ist möglicherweise der Fall, wenn das Kind den Vater als weniger verlässlich, als deutlich stimmungsschwankender oder uneinschätzbarer im Fühlen, Denken und Handeln erlebt. Das bedeutet aber nicht, dass dieser Vater sein Kind weniger gern hat. Die Bindung ist einfach etwas weniger sicher als die Mutter-Kind-Bindung.

Sichere Bindungserfahrungen sind ein lebenslanger Schutz.

Diese frühen Bindungserfahrungen in den ersten Lebensjahren bleiben für das gesamte Leben aktiv. Sichere Bindungen rüsten einen Menschen sowohl als Kind als auch als Erwachsener für die Höhen und Tiefen des Lebens. Stress kann dadurch besser ertragen, (Lebens-)Krisen können besser bewältigt, Anforderungen besser gemeistert und negative emotionale und soziale Erlebnisse besser verarbeitet werden.
Die frühen Bindungsmuster wirken sich auch im Erwachsenenalter auf die Gestaltung von Beziehungen aus. Es gelingt sicher gebundenen Menschen in der Regel besser, in emotionalen und sozialen Stresssituationen Unterstützung zu mobilisieren. Unsichere und vor allem desorganisierte Bindungen erhöhen, u. a. aufgrund der ungünstigeren Stressbewältigungsstrategien, das Risiko, an psychischen Störungen zu erkranken. Bindungsstörungen sind für sich bereits ein pathologischer Zustand mit einer hohen Komorbidität, d. h. gleichzeitig auftretenden weiteren psychischen Erkrankungen. Trotzdem sind sie auch durch verlässliche, korrigierende Bindungserfahrungen veränderbar. Man spricht dann von sogenannten earned secures.

Hinweis:
Nicht die leibliche Verwandtschaft ist das entscheidende Kriterium für eine tragfähige Bindungsbeziehung, sondern inwieweit eine Person emotional zur Verfügung stehen und feinfühlig mit dem Kind umgehen kann.

| Welche Bindungsmuster kann man unterscheiden?

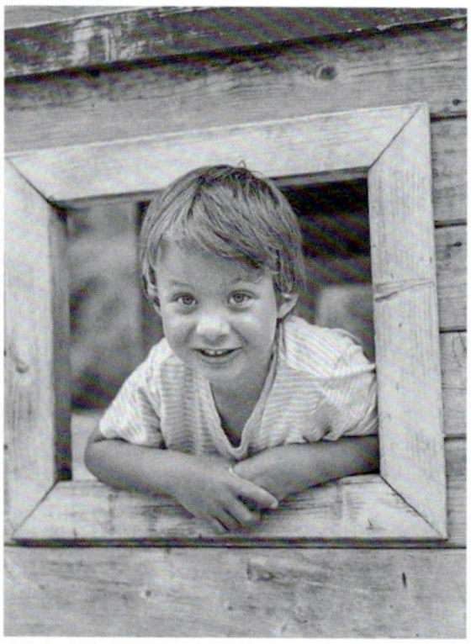

© epixproductions – Adobe Stock

**Kinder brauchen keine perfekten Eltern,
Kinder brauchen nur Eltern, die ihr Bestes tun und offen sind.**

In einem sehr bekannten Experiment, dem „Fremde-Situationen-Test", hat die Forscherin Mary Ainsworth, eine Schülerin von John Bowlby, des berühmten Begründers der Bindungstheorie, drei verschiedene Bindungsmuster beschrieben, die später noch um eine vierte Kategorie ergänzt wurden. Danach unterscheidet man:

- *Sicher gebundene* Kinder mit einem stabilen und angemessenen Bindungsverhalten.
- *Unsicher-vermeidende* Kinder, die ihre Bezugspersonen als zurückweisend erlebten und sich davor schützen, indem sie nicht zeigen, wenn es ihnen aufgrund einer bindungsrelevanten Situation (z. B. bei Trennung) schlecht geht.
- Kinder mit einem *unsicher-ambivalenten* Bindungsmuster, die ihre Bindungspersonen als uneinschätzbar erlebt haben. Trennungen von der Bezugsperson werden kaum verkraftet, die Kinder lassen sich nur schwer beruhigen, sie reagieren extrem gestresst, ängstlich und unreif.
- Und schließlich die Gruppe der *Desorganisierten*, die kein erkennbares Bindungsverhalten, also keine adäquaten Lösungsstrategien, für stressbedingte Bindungssituationen (z. B. Trennung) haben. Sie zeigen punktuell chaotisches, widersprüchliches und unkoordiniertes oder extrem kontrollierendes Verhalten gegenüber der Bindungsperson.

Bis heute geht man also von folgenden Mustern aus, wie Kinder Bindungen zu anderen Personen eingehen können:

Sicher gebundene Kinder (ca. 50–60 % aller Kinder)

„Wenn es mir nicht gut geht, bist Du mein sicherer Ort. Ich weiß, dass es mir bei Dir gleich besser geht, dann kann ich wieder losziehen und die Welt entdecken.“

- schreien und protestieren, wenn sie von ihrer Bezugsperson getrennt werden.
- kuscheln sich bei Wiederbegegnung an.
- lassen sich trösten und erleben ihre Bezugsperson aufgrund ihrer Feinfühligkeit als sichere Basis und Zufluchtsort.
- erkunden ihre Umwelt.
- kommunizieren mit ihren Bindungspersonen offen über negative Gefühle.

Sicher gebundene Kinder erleben ihre Mutter als sicheren Zufluchtsort.

Die Bezugspersonen von sicher gebundenen Kindern nehmen feinfühlig die Signale ihres Kindes wahr, interpretieren diese richtig und reagieren darauf prompt und angemessen. Aufgrund dieser verlässlichen Erfahrungen gewinnen die Kinder ausreichend Vertrauen, können bei Bedarf Sicherheit auftanken und sich dann wieder der Exploration ihrer Umwelt zuwenden.

Unsicher-vermeidende Kinder (ca. 25 % aller Kinder)

„Ich musste schon oft die Erfahrung machen, dass ich von Dir abgelehnt werde, wenn es mir nicht gut geht. Diese Enttäuschung versuche ich in den Griff zu bekommen, indem ich das Gefühl nicht zulasse und kein Signal gebe, wenn ich Dich brauche. Wenn Du mal für mich da bist, bin ich eigentlich erleichtert, zeige es aber nicht.“

- erleben ihre Bezugsperson als zurückweisend.
- schützen sich davor, indem sie nicht zeigen, wenn es ihnen nicht gut geht, wenn sie Angst haben oder unter Trennung leiden.
- meiden Beziehungen, um nicht zurückgewiesen zu werden.
- unterdrücken negative Gefühle gegenüber ihrer Beziehungsperson.

Obwohl unsicher-vermeidende Kinder bei einer Trennung von ihrer Bezugsperson unter Belastung stehen, scheint es von außen so, als ob alles in Ordnung sei. Die Kinder verhalten sich scheinbar gleichgültig, spielen und erkunden ihre Umwelt und wirken weder verärgert noch verängstigt. Inzwischen weiß man aber, dass die Kinder in diesen Situationen sehr wohl unter Stress stehen. Mit physiologischen Messungen konnte man dies in der Vergangenheit mehrfach nachweisen.

Unsicher-vermeidende Kinder zeigen nicht, wenn es ihnen schlecht geht.

Unsicher-vermeidende Kinder konnten kein Vertrauen in die Verfügbarkeit ihrer Bindungsperson entwickeln. Sie haben immer wieder die Erfahrung gemacht, dass ihre Wünsche und Bedürfnisse nicht erfüllt werden, teilweise sogar auf offene Ablehnung und Zurückweisung stoßen, und sie kein Recht auf Liebe und Zuwendung haben. Über Umwege versuchen diese Kinder manchmal aber trotzdem Nähe und Sicherheit in ihrer Beziehung zur Bindungsperson zu erreichen, z. B. über erbrachte Leistungen, für die sie Lob erhalten. Es gelingt ihnen aber kaum, dieses Lob erkennbar annehmen zu können.

Unsicher-ambivalente Kinder (ca. 15 % aller Kinder)

„Ich kann mich einfach nicht darauf verlassen, dass Du bei mir bleibst. Also tue ich alles, um Dich bei mir zu halten. Es macht mich aber unglaublich wütend, traurig und verzweifelt, dass ich Dir nicht trauen kann."

- erleben ihre Bindungsperson als unberechenbar, was zu Ärger und Wut führt.
- verkraften kaum eine Trennung von der Bezugsperson.
- lassen sich bei einer Trennung und auch bei der Wiederbegegnung nur schwer beruhigen.
- können daher nicht ausreichend Sicherheit auftanken.
- erkunden ihre Umwelt nur eingeschränkt.
- wirken oft kleinkindhaft, ängstlich und unreif.

Die Kinder weisen bei einer Trennung übermäßigen Stress und Verunsicherung auf und lassen sich durch eine fremde Person nicht regulieren. Bei der Wiederbegegnung mit ihrer Beziehungsperson zeigen sie einerseits anklammerndes, andererseits abweisendes, teilweise aggressives Verhalten und können sich auch dann kaum beruhigen.

Unsicher-ambivalente Kinder erleben ihre Eltern als unberechenbar.

Die Kinder haben in der Vergangenheit oft die Erfahrung gemacht, dass ihre Bindungsperson nicht zuverlässig, nachvollziehbar und vorhersehbar reagiert und die Zuwendung mit eigenen Mitteln nicht aktiv gesteuert werden kann. Der fortwährende Wechsel von inkonsistentem feinfühligen und abweisenden Verhalten der Bindungsperson führte dazu, dass das Bindungssystem des Kindes immer aktiviert ist. Das Kind kann einfach nicht ermessen, wie sich seine Bindungsperson in bestimmten Situationen verhält, was sie tun und wie sie reagieren wird. Es muss sich permanent innerlich damit auseinandersetzen, in welcher Stimmungslage sich die Bezugsperson gerade befindet, um sich dieser anpassen zu können. Es entsteht eine übermäßige Abhängigkeit und Anhänglichkeit und die Kinder haben einen unverhältnismäßig starken Wunsch nach Nähe und Aufmerksamkeit durch die Bindungsperson. Die Eltern von unsicher-ambivalenten Kindern sind häufig überengagiert, kontrollieren oder verweigern die Autonomieentwicklung ihrer Kinder.

Hinweis:
Sicher gebundene Kinder zeigen ein ausgewogenes Bindungs- und Explorationsverhalten. Unsicher-vermeidende Kinder unterlassen Beziehungen und kompensieren durch Explorieren. Ambivalente Kinder können schlecht erkunden, da sie ständig mit ihrem Bindungsstress beschäftigt sind.

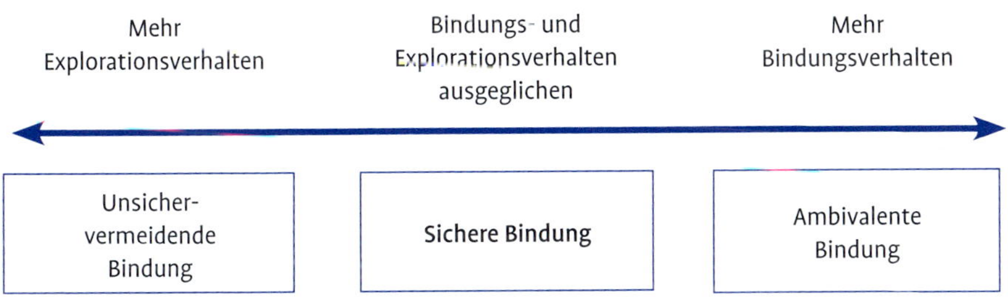

Abb. 2: Zusammenhang zwischen Explorationsverhalten und Bindungsmustern

Unsicher-desorganisierte Kinder (ca. 5–10 % aller Kinder)

„Ich will zu Dir, aber Du machst mir Angst. Ich fühle mich hilflos und weiß nicht, was ich tun soll."

Und es gibt noch eine vierte Gruppe, die von der Forscherin Mary Main zeitlich etwas später beschrieben wurde und die die bereits vorhandenen Muster ergänzt. Dabei handelt es sich um Kinder mit einem sogenannten desorganisierten Bindungsverhalten, was einen Zusammenbruch der drei organisierten Muster darstellt.

Diese Kinder

- besitzen kein von außen erkennbares Bindungsverhalten
- zeigen bei Trennungen oder in anderen Situationen mit Bindungsgefühlen häufig bizarre, unerwartete und nicht vollendete Verhaltensweisen.

- oder z. B. bei einer Wiederbegegnung widersprüchliche Reaktionen (Erstarren, Einfrieren von Bewegungen, zielloses Umherwandern, Stereotypen). Anzeichen von Angst gegenüber der Beziehungsperson sind zu erkennen.
- wurden häufig vernachlässigt und wirken verwahrlost.
- versuchen ihre Bezugspersonen zu kontrollieren.

Desorganisierte Kinder entwickeln keine Lösungsstrategien für Stresssituationen.

Desorganisierte Kinder erschrecken oft, wenn sie ihren Eltern nach kurzer Trennung wiederbegegnen, und präsentieren dann ein Gemenge aus unsicherem, vermeidendem und widersetzendem Verhalten. Einige Kinder protestieren bei Trennung heftig, laufen bei der Wiederbegegnung mit der Mutter dann aber panisch weg. Andere erstarren, werfen sich zu Boden oder drehen sich pausenlos um die eigene Achse.

Die Bindungspersonen von desorganisierten Kindern sind häufig so sehr mit ihren eigenen Themen beschäftigt, dass sie keine ausreichende Feinfühligkeit gegenüber dem Kind aufbringen können.

Kinder, die Gewalt- und Missbrauchserfahrungen gemacht haben, sind zu etwa 80 % desorganisiert. Sie besitzen keine adäquaten Lösungsstrategien für Stresssituationen. Neben einem kontrollierenden Verhalten gegenüber der Bindungsperson im Kleinkindalter übernehmen diese Kinder im Vorschulalter oft auch die alltagspraktischen Aufgaben und die Verantwortung für die emotionale Befindlichkeit ihrer Bezugspersonen. Es kommt zur Rollenumkehr, einer sogenannten Parentifizierung.

Diese vier Kategorien sind aber keine psychischen Störungen, sondern noch normale Reaktionen auf nicht adäquate oder ausreichende Bindungsangebote seitens der Bezugsperson. Bei der Desorganisation besteht jedoch eine hohe Wahrscheinlichkeit für die Entwicklung einer psychischen Erkrankung.

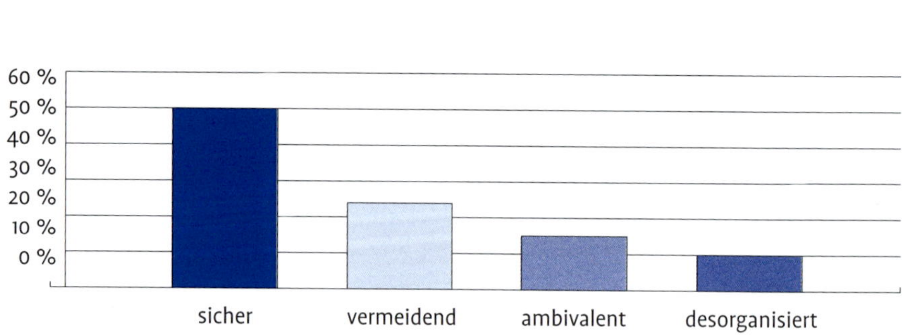

Abb. 3: Häufigkeit der verschiedenen Bindungskategorien

In verschiedenen Untersuchungen hat sich gezeigt, dass etwa die Hälfte aller Probanden ein sicheres Bindungsmuster aufweist. Etwa ein Viertel hat nach diesen Erhebungen einen eher unsicher-vermeidenden und circa ein Fünftel einen ambivalenten Bindungsstil, knapp ein Zehntel ist dem desorganisierten Typ zuzuordnen.

Bindungsmuster haben eine gewisse Stabilität im Lebenslauf, sind aber trotzdem veränderbar. Besonders stabil scheint dabei das unsicher-vermeidende Muster zu sein. Desorganisierte Kinder entwickeln im Verlauf häufig eine vermeidende Bindungsstrategie mit einem hohen Kontrollbedürfnis. Sie wechseln in einer positiven Umgebung in eine organisierte Bindungsstrategie mit günstigeren Verhaltens- bzw. Emotionsregulierungen.

Je älter Kinder werden, umso weniger sichtbar wird das konkrete Bindungsverhalten mit Körperkontakt (z.B. auf Mama zulaufen, wenn sie nach einer Trennung wiederkommt). Was aber bleibt, sind die sogenannten Bindungsrepräsentationen, also die bindungsrelevanten Erinnerungen, Bewertungen und Erfahrungen mit den Bindungspersonen. Wie sich die Bindungsmuster allerdings im Lebensverlauf verändern und wie genau sie sich in der Jugend und im Erwachsenenalter widerspiegeln, ist zum einen nicht vollständig erforscht und kann an dieser Stelle auch nicht weiter vertieft werden.

Wie entstehen Störungen in der Bindung?

Gelingende Beziehungen brauchen vor allem Zeit und Zuwendung.

Wie bereits erwähnt, entwickelt der Säugling bzw. das Kleinkind im Laufe des ersten Lebensjahres bei entsprechender Nähe, emotionaler Offenheit und feinfühliger Zuwendung seitens der Hauptbezugsperson eine starke emotionale Bindung zu diesem Menschen. Das Bindungsverhalten, also das aktive Aufsuchen der Bindungsperson, kann durch Trennung, das Erleben von Angst sowie durch äußere oder innere Bedrohung und Gefahr aktiviert werden.

Bindungsverunsicherungen entstehen durch einen längeren Mangel an emotionaler Nähe und Zuwendung.

Störungen der Bindung entstehen nun im Umkehrschluss zur Entwicklung einer sicheren Bindung, nämlich dann, wenn die Bezugspersonen nicht ausreichend zur Verfügung stehen (können) und nicht ausreichend feinfühlig mit dem Kind umgehen (können). Und das situationsübergreifend über einen längeren Zeitraum. Warum die Bezugspersonen diese Leistungen nicht aufbringen (können), ist eine ganz andere Frage und kann in diesem Ratgeber nicht eingehend behandelt werden. Aus welchen Gründen auch immer, den Bezugspersonen bindungsbeeinträchtigter Kinder war es meist und über lange Zeit nicht möglich, die Signale ihrer Kinder richtig zu interpretieren, sie konnten nicht flexibel auf die sich verändernden Bedürfnisse ihrer Kinder reagieren oder waren nicht in der Lage, die eigenen Bedürfnisse von denen ihrer Kinder getrennt wahrzunehmen.

Noch einmal, weil es wichtig ist: Ob bewusst oder unbewusst, ob gewollt oder ungewollt, ob aus mangelnden Fertigkeiten oder aufgrund eigener Erlebnisse oder sonstigen Gründen – den leiblichen Eltern oder sonstigen engen Bezugspersonen von bindungsschwachen Kindern war es einfach nicht möglich, ihren Schützlingen die benötigten Beziehungsangebote zur Verfügung zu stellen. Die Kinder haben somit vor dem fünften Lebensjahr keine stabile Beziehung zu ihren wichtigsten Personen erfahren.

Man hat herausgefunden, dass Bindungsmuster zu etwa 70 % von der Eltern- auf die Kindergeneration weitergegeben werden. Hat also eine Mutter in ihrer Kindheit wenig Stabilität erfahren und selbst eine Bindungsschwäche entwickelt, so gibt sie dies mit einer hohen Wahrscheinlichkeit an ihre Kinder weiter. Wie diese Weitergabe genau erfolgt, ist noch nicht vollständig geklärt.

Neben dem feinfühligen Verhalten und der Weitergabe von Bindungsmustern über Generationen spielt auch das angeborene Temperament der Kinder eine Rolle, denn unangemessenes soziales Verhalten eines Kindes mit schwierigem Temperament hemmt aufseiten der Bezugsperson den Aufbau einer positiven, stabilen Bindung zum Kind.

Nicht zu unterschätzen sind auch die wirtschaftlichen, gesundheitlichen und sozialen Rahmenbedingungen, unter denen ein Kind aufwächst. So ist z. B. bei Kindern, deren Mütter an einer chronischen psychischen Erkrankung leiden, die Wahrscheinlichkeit deutlich höher, ein unsicher gebundenes Bindungsmuster zu entwickeln.

Interessant ist auch, dass ein Kind zu verschiedenen Personen unterschiedliches Bindungsverhalten zeigen kann. Zum Beispiel kann sich beim Vater ein sicheres Bindungsmuster zeigen, bei der Mutter ein unsicher-ambivalentes. Dieses Verhalten bzw. die Bindungsrepräsentationen (also die gedanklichen Erinnerungen und Erfahrungen bezogen auf die Bindungsperson) können sogar noch zusätzlich durch den jeweiligen situativen Kontext beeinflusst werden und somit ganz unterschiedlich sein. In einer angstvollen Situation kann das Kind z. B. vermeidendes Verhalten beim Vater zeigen, und wenn es traurig ist z. B. ambivalentes Verhalten bei der Mutter. Trotzdem entwickeln die Kinder so etwas wie ein grundlegendes oder dominantes Bindungsverhalten.

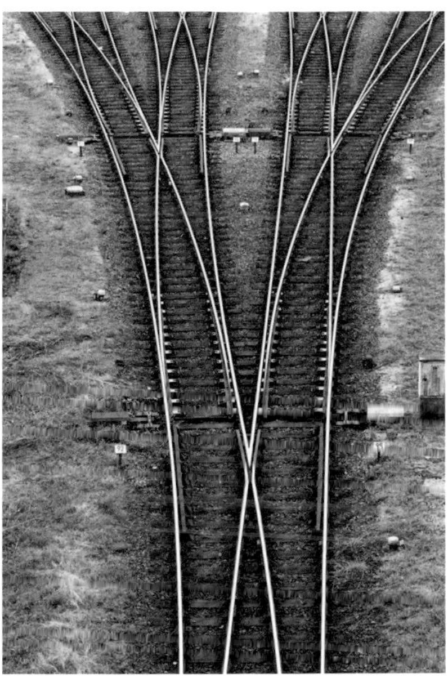

Foto: © dieter düvelmeyer – fotolia.com

Die weitere Bindungsentwicklung im Laufe des Lebens kann man sich nach Bowlby wie eine Fahrt mit der Eisenbahn vorstellen. Je nachdem, wie viele Weichen im Laufe des Lebens bindungstechnisch negativ gestellt wurden, fährt der „Bindungszug“ umso weiter von seinem Ursprungsgleis (sichere Bindung) weg. Das heißt aber auch, dass durch das richtige Stellen der Weichen der Zug auch wieder näher an seine Ursprungsstrecke, also an eine stabile Bindungsfähigkeit, herangeführt werden kann. Es wird aber umso schwieriger, je länger der Zug schon unterwegs ist und je mehr Weichen bereits ungünstig gestellt wurden. Hoffnungslos oder umsonst ist bzw. sollte es allerdings zu keinem Zeitpunkt sein!

| Was sind Bindungsstörungen?

Kinder, die nicht geliebt werden, werden zu Erwachsenen, die nicht lieben können.

Nun gibt es konzeptionell getrennt von den Bindungsmustern die in den Diagnosemanualen aufgeführten Bindungsstörungen. Dies sind voll ausgebildete Störungen des Kindesalters. Die oben beschriebenen Bindungsmuster sind dies nicht. Sie sind, wie bereits erwähnt, (noch) normale Reaktionsmuster auf die Beziehungsangebote wichtiger Bezugspersonen. Der entscheidende Unterschied liegt darin, dass bei der Ausbildung von Bindungsmustern für die Kinder eine Bezugsperson vorhanden ist. Diese verhält sich entweder zuverlässig und sorgt für eine sichere Bindung beim Kind, abweisend und nicht zur Verfügung stehend und fördert eine eher unsicher-vermeidende Bindung, wechselnd für eine ambivalente Bindungsstrategie oder strafend/ängstigend für eine Desorganisation.

Bindungsmuster
≠
Bindungsstörung

Bei der Ausbildung einer pathologischen Bindungsstörung ist die Bindungsperson für die Kinder nicht oder extrem unzureichend vorhanden. Die Kinder erleben eine äußerst ungenügende Betreuung und Fürsorge. Ihre grundlegenden Bedürfnisse nach Sicherheit, Anregung und Zuneigung durch die zuständigen Erwachsenen werden andauernd missachtet. Die Auftretenshäufigkeit bei Bindungsstörungen beträgt nach Schätzungen circa 1 %. In sogenannten Risikogruppen, d. h. bei misshandelten Kindern, Kindern von jugendlichen und alleinerziehenden Müttern, Kindern mit einer Gedeihstörung oder Kindern in institutioneller Heimerziehung, steigt die Auftretenswahrscheinlichkeit für Bindungsstörungen drastisch an.

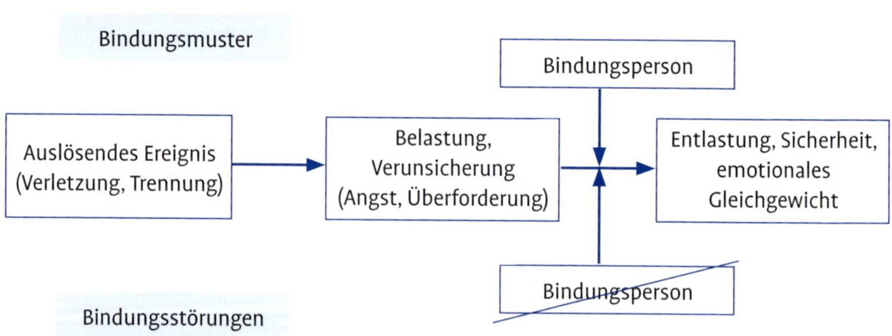

Abb. 4: Quellen emotionaler Sicherheit und externer Hilfe zur Regulation bei Bindungsmuster und Bindungsstörungen

Im DSM 5, einem Klassifikationssystem für psychische Störungen, sind die Bindungsstörungen unter den trauma- und belastungsbezogenen Störungen klassifiziert worden, bei denen das Vorliegen eines traumatischen oder stressreichen Ereignisses gefordert wird. In der neu erscheinenden ICD-11 werden die Bindungsstörungen unter den sogenannten Typ-II-Traumata, d. h. aufeinanderfolgende, häufig miteinander verknüpfte oder chronische traumatische Ereignisse eingeordnet.
Das anhaltende aversive Ereignis für beide Typen der Bindungsstörung ist wie bereits erwähnt die soziale Vernachlässigung. Die Kinder erleben einen ständigen Wechsel von primären Bindungspersonen oder ein Lebensumfeld, das die Entwicklung stabiler Beziehungen oder das Eingehen individueller Beziehungen stark einschränkt.
Obwohl beide Störungsformen die gleichen Ursachen und Auslöser haben, zeigen sich zwei verschiedene Ausprägungen: die internalisierte Form der reaktiven Bindungsstörung und die externalisierte, enthemmte Beziehungsstörung.

Kinder mit einer reaktiven Bindungsstörung (ICD-11 F94.1)

Diese Kinder können eine ausgeprägte Hemmung im Bindungsverhalten aufweisen, d. h., sie sind nicht dazu in der Lage, ausreichend Trost, Unterstützung, Schutz und Zuwendung bei ihren Fürsorgepersonen zu suchen, wenn sie bedrückt oder bedroht sind. Ihre sichere Basis ist zutiefst beeinträchtigt. Daher haben sie häufig Schwierigkeiten, Beziehungen einzugehen und anderen zu vertrauen. Sie reagieren nur selten oder geringfügig auf Trost. Sie können im Kleinkindalter entweder stark anklammerndes, vermeidendes oder extrem ambivalentes Verhalten zeigen. Vor allem in der frühen und mittleren Kindheit sind häufig wahllose Freundlichkeit und ein ständiges Streben nach Aufmerksamkeit zu beobachten. Auf Zuspruch und Lob reagieren sie häufig mit einer Mischung aus Annäherung, Vermeidung und Widerstand.

Hemmung des Bindungsverhaltens durch Störung der sicheren Basis!

Meist wirken die Kinder im emotionalen Befinden und in den sozialen Reaktionen eingeschränkt. Sie fühlen sich häufig traurig, zeigen eine unverhältnismäßig hohe Ängstlichkeit und Furchtsamkeit auch bei von außen betrachtet völlig harmlosen, nicht bedrohlichen Interaktionen mit Erwachsenen. Weiterhin ist ein hohes Maß an Übervorsichtigkeit, sozialem Rückzug oder auch Aggressivität gekoppelt mit einer geringen Frustrationstoleranz zu beobachten. Es ist nicht so, dass diese Kinder nicht auch gerne mit anderen spielen wollen oder sich keine Freundschaften wünschen. Allerdings werden sie von ihren negativen Gefühlen und ihrer Unfähigkeit, sich an Regeln zu halten, ihrem dominanten Auftreten und ihrem Drang, andere provozieren und ärgern zu müssen, oft daran gehindert, in einen guten Spielkontakt mit anderen zu kommen.

Im Kontakt mit Erwachsenen verhalten sich die Kinder häufig unsicher und können Schwierigkeiten bei sämtlichen Beziehungsangeboten haben. Grundsätzlich wird angenommen, dass die Kinder die Fähigkeit haben, selektive Bindungen aufbauen zu können. Allerdings lernen sie nicht, dieses Verhalten aufgrund der fehlenden Gelegenheiten während ihrer frühen Entwicklung zu zeigen.
Bei einer klinischen Diagnosestellung ist zu berücksichtigen, dass sich die Auffälligkeiten im sozialen und emotionalen Bereich nicht nur bei einer Person, sondern in verschiedenen sozialen Situationen zeigen sollten. Ebenfalls setzt das ICD die Bedingung, dass der Beginn der Auffälligkeiten vor dem fünften Lebensjahr liegt und eine Diagnosestellung nicht vor dem 8. bis 10. Lebensmonat erfolgen sollte, da auch nicht bindungsgestörte Kinder eine sogenannte „Fremdelphase" zeigen. Meist kommen die Kinder aus einem Kontext elterlicher Vernachlässigung oder Misshandlung. Sie sprechen relativ gut auf Milieuveränderungen an.

Kinder mit einer Beziehungsstörung mit Enthemmung (ICD 11- F94.2)

Bei dieser externalen Variante ist das Bindungssystem überaktiv. Im Vordergrund steht ein unverhältnismäßig vertrautes Verhalten gegenüber (relativ) unbekannten Personen. Dieses Verhalten überschreitet die kulturell und altersangemessenen sozialen Grenzen. Die Kinder zeigen eine massiv verminderte oder komplett fehlende Zurückhaltung bei der Kontaktaufnahme, ein übermäßig vertrautes verbales bzw. körperliches Gebaren. Zudem zeigen sie keine oder kaum Rückversicherung beim Entfernen von der erwachsenen Bezugsperson selbst in unbekannter Umgebung. Und sie würden ohne oder nur mit geringem Zögern sofort mit einem fremden Erwachsenen mitgehen.
Aufgrund der sozialen Vernachlässigung tritt die Beziehungsstörung mit Enthemmung häufig gemeinsam mit kognitiven und sprachlichen Entwicklungsverzögerungen auf. Auch Mangelernährung und unzureichende Pflege sind oft zu beobachten.
Wenn die Störung bis in die mittlere Kindheit bestehen bleibt, manifestiert sich neben der übermäßigen verbalen oder körperlichen Vertrautheit nicht selten ein unechter Emotionsausdruck, v. a. wenn das Kind mit Erwachsenen interagiert. Die Beziehung zu Gleichaltrigen ist am deutlichsten während der Adoleszenz sowohl durch wahlloses, oberflächliches Beziehungsverhalten als auch durch permanente Konflikte beeinträchtigt.

Die Störung wurde bislang noch nicht im Erwachsenenalter wissenschaftlich beobachtet und beschrieben, sondern nur zwischen dem zweiten Lebensjahr und der Adoleszenz.
Die Prognose der enthemmten Bindungsstörung ist eher ungünstig. Sie ist noch beständiger als die gehemmte Variante und mündet im späten Jugendalter häufig in eine Persönlichkeitsstörung (z. B. Borderline).

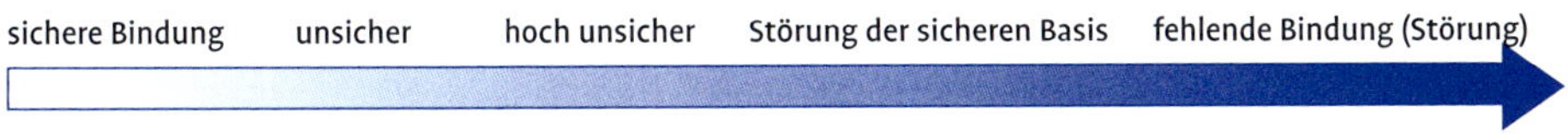

Abb. 5: Verlauf der Bindungsunfähigkeit (Spektrum von Bindungsstörungen)

Bindungsgestörtes Verhalten kann man u. a. gut bei Begrüßungen und Wiederbegegnungen beobachten. In diesen Situationen treten die ambivalenten Reaktionen besonders deutlich zum Vorschein. Die Kinder nähern sich z. B. mit abgewandtem Gesicht oder ihr Blick wandert ständig im Gespräch. Auch beim Verlassen eines Raumes oder in eigentlich schönen Alltagsmomenten zeigen bindungsgestörte Kinder in der Regel, was sie nicht so gut können, nämlich das Gefühl einer schönen Begegnung mitzunehmen und zu speichern.

In der Praxis sind verschiedene Formen von Bindungsstörungen zu beobachten.

Auch wenn diese Beschreibungen sicherlich in vielen Fällen zutreffen und auch wenn es bei psychischen Erkrankungen oder psychosomatischen Symptomen im Kern oft um Schwierigkeiten in der Interaktion und Beziehung zu anderen Menschen geht, sollte man vorsichtig sein, alle Auffälligkeiten mit Bindungsproblematiken zu beschreiben und zu erklären. Probleme müssen zunächst da gelöst werden, wo sie auftreten!
Wenn ein Junge z. B. Probleme in der Schule hat, weil er sich nicht konzentrieren kann, gemobbt wird oder mit den schulischen Inhalten überfordert ist, gilt es zunächst, die schulischen Probleme in den Fokus zu nehmen. Eventuell ist in diesem Fall eine Aufmerksamkeitsbehandlung, ein Selbstbehauptungstraining oder vielleicht sogar ein Wechsel der Schule indiziert.
Bei einer Essstörung, wie z. B. der Magersucht, geht es erst einmal darum, dass der Patient wieder an Gewicht gewinnt und lernt, selbstständig eine ausreichende Menge Nahrung zu sich zu nehmen.
Die bei den Krankheitsbildern möglicherweise dahinter stehenden Bindungsauffälligkeiten sind in der Behandlungsabfolge zunächst nachrangig. Trotzdem gilt es natürlich, im therapeutischen Prozess die zugrunde liegenden Mechanismen aufzudecken und zu bearbeiten.

Welche Herausforderungen treten häufig gleichzeitig auf?

Kinder sollten keine permanente Angst haben müssen, vor allem nicht vor ihren Eltern.

Kinder mit pathologischen Bindungsbeeinträchtigungen können eine große Herausforderung für die Personen sein, die für sie verantwortlich sind, sowohl im verwandtschaftlichen Kontext als auch bei professionellen Helfern und Behandlern.
Wenn es bei Kindern im Säuglings- und Kleinkindalter zur Entwicklung von Bindungsstörungen kommt, verhalten sie sich in der Regel auch als Jugendliche in Beziehungen oder bindungsrelevanten Situationen auffällig, vor allem wenn sie unsicher sind oder Angst haben. So zeigen sie in Konfliktsituationen meist weniger prosoziales und mehr aggressives Verhalten. Einige Kinder leiden ständig unter psychosomatischen Störungen, andere geraten in Missbrauchs- und Misshandlungskontexte.
Teilweise verhalten sich Eltern ihren Kindern gegenüber sogar traumatisierend. Eigentlich würde man davon ausgehen, dass Eltern mit eigener bindungstraumatischer Vergangenheit oder Kindheit alles daransetzen müssten, selbst erlebte Verhaltensmuster nicht weiterzugeben. Dramatischerweise aber werden häufig eigene negative Bindungserfahrungen der Eltern fast eins zu eins auf die Kinder übertragen. Das Gute dabei ist, dass weitergegebenes Verhalten korrigiert werden kann, z. B. durch eine Veränderung des Milieus. Die betroffenen Kinder können z. B. in einer Pflegestelle oder bei Adoptiveltern neue, positive bindungsrelevante Erfahrungen mit neuen Bezugspersonen machen. Für die neuen Bezugspersonen besteht häufig die größte Schwierigkeit darin, an die Kinder emotional heranzukommen, sie zu erreichen und ein konstruktives Miteinander in einer verbindlichen Beziehungskonstellation herzustellen. Bindungsgestörte Kinder erleben und verhalten sich in Beziehungen oft so, als ob sie nichts zu verlieren hätten, als ob ihnen alles gleichgültig sei. Dies macht es besonders schwer, Ziele zu entwickeln, die es für sie lohnenswert machen, sich anzustrengen. Konsequenzen werden entweder stoisch ertragen oder prallen ab wie von einer Wand.

Bindungsgestörte Kinder zeigen vielfältige internale und externale Verhaltensauffälligkeiten.

Generell niedriges Selbstbewusstsein in Verbindung mit einem geringen Vertrauen in die Selbstwirksamkeit von eigenen Handlungen (z. B. „Erziele ich mit meinem Verhalten ein Ergebnis oder kann ich machen, was ich will, und es passiert eh nichts?") kann dazu führen, dass Provokationen und Aggressionen eingesetzt werden, um Handlungskompetenz herzustellen und die Kontrolle über Gefühle zu behalten. Im Inneren herrschen allerdings meist tiefe Verunsicherung und Ängstlichkeit. Dabei können die Gefühlslagen unglaublich schnell wechseln – verbunden mit einer hohen Kränkbarkeit und einer geringen Frustrationstoleranz. Viele Kinder kompensieren ihren geringen Selbstwert auch durch unrealistische Größenfantasien („Ich bin der beste Fußballspieler der Klasse!").

Den verantwortlichen Betreuungspersonen bereiten vor allem die sogenannten externalen oder expansiven Verhaltensweisen Probleme, wie z. B. die übermäßigen Aggressionen, das Weglaufen, das Stehlen und Horten von Lebensmitteln, die Schwierigkeiten im Sozialverhalten, das Nichteinhalten von Regeln und Grenzen und die Probleme mit Impulsivität und fehlender Eigensteuerung. Diese nach außen gerichteten Verhaltensweisen sind deshalb so problematisch, weil vor allem die Umgebung mit den dazugehörigen Personen von dem Verhalten beeinflusst wird und darunter leidet. Erzieherinnen von Kindertagesstätten, Lehrer oder auch Klassenkameraden werden durch expansives Verhalten gezwungen zu reagieren, z. B. bei einem Diebstahl oder bei körperlichen Übergriffen. Auch unter vernachlässigter Körperhygiene leidet die Umgebung mehr als die Kinder selbst. Bei den internalisierenden Symptomen (Selbstzweifel, Niedergeschlagenheit, Traurigkeit, Angst usw.) besteht ein hoher Leidensdruck bei den Betroffenen selbst. Die Umgebung und die Bezugspersonen sind zunächst nicht mit einem so hohen Handlungsdruck konfrontiert. Allerdings werden die internalisierenden Syndrome auch unter Fachleuten häufiger übersehen, weil die Kinder eben nicht so auffallen.

| Was kann man tun, was sollte man vermeiden?

Die klinischen Merkmale der Bindungsstörung manifestieren sich im Alter zwischen 9 Monaten und 5 Jahren. Frühe Erlebnisse unzureichender Bindungsangebote sind für das gesamte Leben prägend und schwer veränderbar. Diese frühen Erlebnisse können dazu führen, dass es den Betroffenen nicht oder nur eingeschränkt gelingt, tragfähige Bindungen einzugehen und mittel- und langfristig aufrechtzuerhalten. Der Erfolg nahezu aller therapeutischen und pädagogischen Interventionen basiert aber auf guten und tragfähigen Beziehungen. Sie stellen die Grundlage für jegliche Lern- und Veränderungsprozesse dar. Da bei bindungsgestörten Klienten diese selektiven, sozialen Bindungen fehlen bzw. in ihrer Ausprägung diffus, unsicher oder ambivalent sein können, muss hierauf ein besonderer Fokus gerichtet werden. Eine vorhandene Bindungsstörung lässt sich nur verändern, wenn das betroffene Kind eine verlässliche und permanente Erfahrung von veränderter Interaktion sowohl sprachlich als auch nonverbal erfährt. Und selbst dann ist der Weg schwer, langwierig und immer wieder von Misserfolgen und Rückschlägen gekennzeichnet. Vor allem bei der enthemmten Variante der Bindungsstörung bleiben die Symptome oft bestehen, auch wenn sich die Qualität der Fürsorgeumgebung nach der massiven Vernachlässigung deutlich gebessert hat. Trotzdem ist die Lage nicht hoffnungslos und es finden sich auch hier moderate Zusammenhänge zwischen der Veränderung der Beziehungsbedingungen und einer günstigen Prognose der Störung.
Neben der Bindungsproblematik bestehen bei betroffenen Kindern und Jugendlichen in der Regel auch immense Schwierigkeiten im emotionalen und sozialen Bereich. Deshalb ist immer eine Förderung und Behandlung auf mehreren Ebenen zu empfehlen.

In den folgenden Abschnitten werden einige Techniken und Methoden aufgeführt, wie Sie als verwandte oder bekannte Bezugsperson, als pädagogischer Mitarbeiter im Rahmen der Jugendhilfe, als ambulanter Berater oder Therapeut, als Pflegevater oder Adoptivmutter und auch als Betroffener selbst mit der Problematik umgehen können. Dabei handelt es sich um grundlegende, verallgemeinerte Empfehlungen. Selbstverständlich ist es notwendig, individuell und damit passgenau zu agieren und zu reagieren, um jedem Kind gerecht zu werden. So wie jedes Kind einzigartig ist, so zeigt sich auch die Bindungsschwäche bei jedem Kind unterschiedlich.

Wie können (Pflege-/Adoptiv-)Eltern und Angehörige mit bindungsgestörten Kindern und Jugendlichen umgehen?

In diesem Abschnitt wird dargestellt, was möglich ist und wie Sie als Eltern, Pflegeeltern, Adoptiveltern, Onkel, Tante usw. reagieren könnten. Einige Bemerkungen betreffen nicht ausschließlich die Bindungsstörung, sondern dienen auch als allgemeine erzieherische Hinweise.

Für die Erziehung und Förderung bindungsschwacher Kinder, egal welchen Alters und egal in welchem Setting, gilt die generelle Regel:

> Bieten Sie eine bindungsstabile, entwicklungsfördernde Umgebung an, in die Sie das Kind integrieren bzw. einfügen!

!

Was bedeutet das für Sie im Einzelnen?

> **Als Bindungsperson körperlich und emotional zur Verfügung stehen!**

Das Allerwichtigste, was Sie als (Pflege-/Adoptiv-)Eltern, Verwandter, Angehöriger oder Bekannter bei einer bestehenden oder auch bei einer drohenden Bindungsunsicherheit tun können, ist, für das Kind bzw. die Kinder präsent zu sein, sowohl körperlich als auch emotional. Kinder und auch Jugendliche (auch wenn diese sich vielleicht etwas anders darstellen und äußern) brauchen das Wissen und die Sicherheit, eine erwachsene Person zu haben, an die sie sich jederzeit und verlässlich wenden können. Bindungsgestörte Kinder können das zwar kaum wertschätzen (zumindest von außen betrachtet!), trotzdem ist es gerade für sie wichtig, zu wissen, dass da jemand ist, der sich um sie kümmert, bei dem man Schutz und Trost bekommt, wenn es einem nicht gut geht, und bei dem man die „Bindungsbatterien" wieder aufladen kann.
Im Alltag bewähren sich dafür ein paar kleine, aber sehr wirkungsvolle Maßnahmen. Ideal ist, wenn es gelingt, diese kleinen Methoden im Alltag zu übernehmen, so wie z. B. die Routine des täglichen Zähneputzens.

Lob und Verstärkung ohne Aufforderung: „Der anhaltende Strom positiver Rückmeldung"

So wirkt es bei konstanter Anwendung über längere Zeit wahre Wunder, wenn man sich angewöhnt, immer wieder zwischendurch innezuhalten, um den Kindern einen Moment kurzer Aufmerksamkeit zu schenken, z. B. durch eine kleine Geste, eine Berührung, ein nettes Wort oder vielleicht auch nur einen aufmerksamen Blick. Der Trick dabei ist, immer in den Situationen eine kurze Zuwendung zu geben und emotional zur Verfügung zu stehen, in denen die Kinder nicht durch (negatives) Verhalten nach Aufmerksamkeit streben. Im Alltag zu Hause bedeutet dies für Bezugspersonen, in unregelmäßigen Abständen an die Zimmertür zu klopfen, kurz vorbeizuschauen, eventuell über den Kopf zu streicheln und rückzumelden: „Ich wollte mal nach Dir schauen."

Die (unausgesprochene) Botschaft lautet: „Hallo, ich sehe Dich, auch wenn Du mich nicht verlangst. Ich bin da und Du bist da und das ist gut so."

Rechnen Sie aber damit, dass das bindungsgestörte Kind dies nicht unbedingt dankend annimmt. Wahrscheinlich reagiert es sogar zunächst eher mit Ablehnung, da es vor dem Hintergrund negativer Erfahrungen in der Vergangenheit diesem neuen Verhalten noch nicht so recht über den Weg trauen kann. Lassen Sie sich trotzdem nicht entmutigen!

Als Bindungsperson zur Verfügung zu stehen heißt auch, empfänglich zu sein, wenn z. B. der 12-jährige Sohn mit hängendem Kopf aus der Schule nach Hause kommt, also Verhalten wahrzunehmen und richtig zu interpretieren. Dann gilt es, moderat auf die Bedürfnisse einzugehen und mit Feinfühligkeit und Herzlichkeit zu reagieren: „Was ist los? Möchtest Du mit mir sprechen?"

Nun ist es keine Neuigkeit, dass jegliches Verhalten, welches in die gewünschte Richtung geht, mit Lob und kleinen Belohnungen verstärkt werden sollte. Auch ist es nicht besonders schwierig, dies in die Tat umzusetzen. Sich allerdings anzugewöhnen, einen „anhaltenden Strom positiver Rückmeldungen" im Alltag sicherzustellen, unabhängig vom Verhalten des Kindes, erfordert in der Regel schon mehr Energie und Überwindung. Die Wirren und Wogen des Alltags können dies oft verhindern und stellen die gefassten guten Vorsätze in den Hintergrund. Umso mehr ist zu empfehlen, sich dieses Vorhaben immer wieder bewusst zu machen und sich aktiv darum zu bemühen: „Hallo, schön, dass Du da bist", „Ich sehe Dich, ohne dass Du was dafür tun musst."

Gesten der Aufmerksamkeit im Alltag ohne Aufforderung geben!

Natürlich ist das einfacher gesagt als getan. Fordern doch Bindungsbeeinträchtigte in der Regel ohnehin schon unglaublich viel Aufmerksamkeit. Und das oft auf eine Art und Weise, die manch einen zur Weißglut bringen kann. Wer ist da nicht froh, mal einen Augenblick Ruhe zu haben, wenn das Kind ausnahmsweise keinen Blödsinn macht. Trotzdem empfiehlt sich die „Strommethode" als eine der Methoden der Wahl, um dem bindungsgestörten Kind zu verdeutlichen, dass man als Bindungsperson jederzeit emotional zur Verfügung steht. Machen Sie es sich zur inneren Regel für sich selbst und integrieren Sie es als Selbstverständlichkeit in Ihren Alltag:

„Ich nehme in unregelmäßigen Abständen ohne Aufforderung mein Kind im Alltag mit einer kurzen Geste wahr."

Feinfühliges Verhalten als Voraussetzung für die Entwicklung einer sicheren Bindung

Für Babys und Kleinkinder bedeuten zunächst alle erlebten Emotionen Stress, gleich, ob diese positiv oder negativ sind. Denn Säuglinge können verschiedene Gefühle noch nicht gut unterscheiden. Kleinkinder sind auf Erwachsene angewiesen, die diese Unterscheidung zunächst für sie übernehmen und die verschiedenen Gefühlszustände je nach Situation benennen.

Man kann nun davon ausgehen, dass bindungsbeeinträchtigte Kinder in einem frühen Stadium der emotionalen Entwicklung stehen geblieben sind. Sie hatten in ihren frühen Jahren kein feinfühliges Gegenüber, das mit ihnen gesprochen hat, sich in ihre Welt eingefühlt hat und ihren Gefühlen Worte gegeben hat.

Diese fehlenden Interaktionen können aber zu jedem Zeitpunkt der Entwicklung durch entsprechend feinfühliges Verhalten der Bezugsperson nachgeholt werden.

Nun empfiehlt sich die sprachliche Deutung des Affektzustandes des Kindes („Du bist aber ganz schön enttäuscht ...") umso weniger, je älter die Kinder sind. Besser ist ein situationsangemessenes Reagieren auf das Kind, z. B. durch eine Handlung (in den Arm nehmen), eine Frage („Wie war es in der Schule?") oder ein emotionales Angebot („Du weißt, ich bin immer für Dich da und stehe Dir jederzeit zur Verfügung").

Achten Sie auf die Signale Ihres Kindes		Versuchen Sie, das Verhalten richtig zu deuten		Und dann versuchen Sie, angemessen zu reagieren
z. B.:				
Baby weint		Hat es vielleicht Hunger?	→	Fläschchen zubereiten!
Kind schmollt!	→	Hat es Ärger in der Schule gehabt?	→	Nachfragen, wie es in der Schule war!
Jugendlicher zieht sich zurück	→	Hat seine Freundin mit ihm Schluss gemacht?	→	Anbieten, dass man als Gesprächspartner zur Verfügung steht.

Abb. 6: Feinfühligkeit im Umgang mit Kindern und Jugendlichen

Hinweis:
Bieten Sie sich als Bindungsperson an! Stehen Sie zur Verfügung! Allerdings nicht drängen oder sogar unter Druck setzen!

Als Methode der Affektregulation im Baby- und Kleinkindalter empfiehlt sich der Einsatz der sogenannten dialogischen Sprache allerdings schon. Dabei könnte man z. B. die Gefühlsregungen des Säuglings sprachlich benennen: „Meine Güte, kannst Du vielleicht laut schimpfen, da ist aber jemand sauer!“ Häufig berichten Eltern hier von großen Unsicherheiten. Sie fragen sich, ob es denn tatsächlich das richtige Gefühl ist, das sie da gerade benennen wollen. In diesem Fall könnte man einfach den Gefühlsausdruck des Kindes beschreiben, den man gerade sieht: „Oh je, Du schimpfst aber laut!“, oder auch Fragen stellen, ohne eine Antwort zu erwarten: „Bist Du müde, mein Kleiner?“ Oder man kommentiert die eigenen Handlungen und Schritte wie ein Radiomoderator („Jetzt nehme ich Dir die Windel ab und lege sie ...“).

Die Empfehlung lautet: Mit dem Kind sprechen, so viel und so oft es geht. Laufen Sie lieber Gefahr, etwas Falsches zu sagen oder sich vielleicht in der Situation emotional etwas zu verwickeln. Auf jeden Fall ist dies besser, als zu distanziert zu sein. Säuglinge, Kinder, Jugendliche (und auch Erwachsene) lieben es, wenn man mit ihnen spricht. Nichts ist wohlklingender, als den eigenen Namen zu hören!

Achten Sie darauf, mit Ihrem Schützling möglichst feinfühlig umzugehen, d. h. gesendete Signale wahrzunehmen (z. B. Kind zieht sich immer mehr zurück). Versuchen Sie, diese zu deuten (gibt es Probleme im Freundeskreis?) und angemessen darauf zu reagieren (Thema behutsam ansprechen und nachfragen). Dialogische Sprache hilft Babys und Kleinkindern, undifferenzierten Gefühlsregungen das richtige Gefühl zuzuordnen. Trennen Sie Ihre eigenen Bedürfnisse von denen des Kindes und stellen Sie sich flexibel auf veränderte Bedürfnisse des Kindes ein. Dabei ist es aber nicht notwendig, dass Sie sich unter Druck setzen und auf alle Signale Ihres Kindes immer und sofort in der bestmöglichen Art und Weise reagieren müssen. Sie wollen ja schließlich keine Helikoptereltern werden, oder?

Um eine ausreichend gute Mutter oder Vater zu sein, reicht es, wenn es Ihnen gelingt, häufiger als in 50 % der Fälle feinfühlig auf die kindlichen Bedürfnisse zu reagieren.

Blickkontakt und Körperkontakt

Neben dem Dialog sind nonverbale Signale wie Blickkontakt und Körperkontakt von großer Bedeutung. Wenn Bindungsbeziehungen zwischen Mutter/Vater und Kind entstehen, wird in bindungsrelevanten Situationen, etwa wenn Angst erlebt wird, früher oder später das Bedürfnis nach Berührung, die Suche nach Körperkontakt oder die Forderung nach Gehaltenwerden aufkommen. Ohne direkten Körperkontakt ist es auf Dauer schwierig, eine sichere Bindungsbeziehung zu entwickeln, auch in Partnerschaften. Wenn Partner z. B. in verschiedenen Städten oder sogar Ländern wohnen, ist es trotz moderner Kommunikationsmedien wie Telefon, Internetchat, E-Mail, WhatsApp oder auch Videokonferenzen schwierig, eine sichere partnerschaftliche Bindung auf Dauer aufzubauen und zu stabilisieren. In angstvollen Krisensituationen kann der Partner einfach nicht als sichere

Basis mit Körperkontakt und realer Nähe als Unterstützung erlebt werden. Genauso wenig können (kleine) Kinder, wenn sie sich z. B. verletzen oder auch wenn sie sich aufgrund einer Erkrankung unwohl und ängstlich fühlen und nach ihrer Bindungsperson rufen, über Handy, E-Mail oder Videobotschaft von der Mutter ausreichend getröstet werden, weil eben der haptische Körperkontakt fehlt. In solchen Situationen ist eine reale Anwesenheit der Bindungsperson vonnöten.

Hinweis:
Nehmen Sie mit Ihrem Kind möglichst viel Körperkontakt auf!

Versäumte Bindung kann nachgeholt werden

Wenn die ersten Wochen und Monate nach der Geburt für das Kind nicht ganz so ideal verlaufen sind, wie sich die Eltern dies vielleicht gewünscht hätten, ist es für das Baby zwar kein optimaler Start ins Leben, aber es sind dadurch in der Regel auch keine langfristigen „Bindungsschäden" zu erwarten. Ein misslungener „Bindungsstart" ins Leben kann z. B. seine Gründe haben in starken Wochenbettdepressionen der Mutter oder in einer völligen Überforderungssituation der Eltern. Inzwischen weiß man aber, dass eine sichere Bindungsbeziehung zum Kind durch bindungsadäquates Verhalten auch zu einem späteren Zeitpunkt nachgeholt werden kann. Dies ist im Säuglingsalter, im Kindesalter, ja sogar noch in der Adoleszenz und sogar im Erwachsenenalter durch z. B. positive Beziehungsgestaltungen zu (Liebes-)Partnern möglich. Man kann also sagen, dass es grundsätzlich immer möglich ist, neue Bindungserfahrungen mit mittel- und langfristigen Auswirkungen auf das bereits erlernte Bindungsverhalten zu erleben. Die Erfolge werden aber meist kleiner und die Investitionen müssen in der Regel umfangreicher sein, je länger das Kind ohne emotional verfügbare Person auskommen musste. Neue feinfühlige und emotional verfügbare Interaktionserfahrungen, die über einen längeren Zeitraum verlässlich und vorhersehbar sind und bei denen die Bindungsperson emotional für die Signale des Gegenübers verfügbar ist, helfen dem Gehirn zu jeder Zeit, sich neu zu strukturieren.

Hinweis:
Erworbene Bindungsmuster sind nicht unveränderlich.
Korrigierende positive Bindungserfahrungen bieten jederzeit die Chance, bereits erworbene ungünstige Bindungsmuster positiv zu verändern.

Bindungsbasiertes Arbeiten in der pädagogischen und psychologischen Praxis

Ziel ist, die Weitergabe gestörten Bindungsverhaltens von einer Generation an die nächste zu durchbrechen.

Die Annahme, dass das Bindungssystem zeitlebens offen bleibt für neue Bindungserfahrungen und somit für Veränderungen, ist für die professionelle pädagogische Arbeit von grundlegender Bedeutung. Wichtigstes Behandlungsziel ist es, den Kindern und Jugendlichen mit Bindungsstörungen neue emotionale Erfahrungen in Beziehungen zu ermöglichen. Dadurch sollen alte Emotions- und Verhaltensmuster durchbrochen werden. Nun stören die problematischen emotionalen und sozialen Verhaltensweisen bei Bindungsstörungen den für Veränderungen notwendigen Beziehungsaufbau oft derart, dass es ein langes und hartes Stück Arbeit bedeutet, positive Bindungssituationen zwischen Helfern und Betroffenen überhaupt erst einmal als Basis für weitere pädagogische Interventionen herzustellen.

Behandlung und Förderung sind auf mehreren Ebenen notwendig.

In der pädagogischen Praxis, z. B. in einem Kinderheim, einer Pflegefamilie, einer heilpädagogischen Tagesgruppe oder aber auch in einem Kindergarten, empfiehlt es sich deshalb, neben den spezifisch bindungsrelevanten Problematiken die zusätzlich auftretenden emotionalen und sozialen Schwierigkeiten gleichzeitig, eventuell sogar vorrangig, in den Blick zu nehmen. Am wirkungsvollsten geschieht dies, wenn die Förderung und Behandlung auf unterschiedlichen Ebenen im Rahmen eines auf Bindungswissen basierten Gesamtkonzeptes stattfindet. Im Folgenden werden die verschiedenen Aufgaben beschrieben, die es im Rahmen eines professionellen pädagogischen Settings zu beachten und zu bearbeiten gilt.

Enge Anbindung an eine „Ersatzbindungsperson“

Eine wichtige störungsbildspezifische Maßnahme in der Arbeit mit bindungsgestörten Kindern ist es, von Anfang an eine konstante Hauptbezugsperson zur Verfügung zu stellen. Dies kann durch die Installation einer sogenannten Ersatzbindungsperson realisiert werden. Dabei handelt es sich um eine Fachkraft, die dem Kind in besonders positiver und feinfühliger Art gegenübertritt. Diese neue Bezugsperson steht dem Kind für möglichst viele Belange zur Verfügung. Sie interessiert sich besonders für das Kind, sollte es gern mögen und wertschätzen und möglichst viel mit ihm unternehmen. Selbstverständlich zu regelmäßigen und für das Kind verlässlichen Terminen. Die Ersatzbindungsperson muss dem Kind auch bei Schwierigkeiten in der Schule, mit anderen Kindern und sonstigen Problemen beistehen, sich häufig nach der Befindlichkeit erkundigen und ihm so viel Aufmerksamkeit wie möglich schenken. Die Ersatzbindungsperson wird somit zur wichtigsten neuen Bindungsperson, mit dem das Kind neue korrigierende Bindungserfahrungen machen kann.

Es darf dabei aber nicht das Ziel sein, die Bindung zu den biologischen oder sozialen Ursprungseltern ersetzen zu wollen, gleich, wie unzureichend die Bindung zu diesen von außen betrachtet auch erscheinen mag. Es geht um ein „Nebeneinander" der beiden Systeme, um ein „Sowohl als auch", nicht um ein „Stattdessen" und schon gar nicht um ein „Entweder-oder". Gelungene positive Interaktionen mit dem Kind im Alltag (Gespräche, Unternehmungen) sollten dabei zunächst jedes Mal, später dann unregelmäßiger (intermittierend), mit Lob und positiver Rückmeldung verstärkt werden. Die Bindungsangebote müssen vor allem am Anfang häufig wiederholt werden, ohne dass eine Gegenleistung erwartet wird. Auch wenn dies frustrierend sein kann, gilt es, sich davon frei zu machen und seinen pädagogischen Auftrag an dieser Stelle professionell auszuführen. Wenn es der Ersatzbindungsperson allerdings über einen längeren Zeitraum nicht gelingt, eine tragfähige Beziehung zum Kind herzustellen, das Kind die Person einfach nicht akzeptiert oder aber der Erwachsene die einseitigen Beziehungsangebote nicht leisten kann, ohne z. B. in ein Burn-out-Syndrom abzurutschen, muss natürlich über einen Bezugspersonenwechsel nachgedacht werden.

Bindungsangebote ohne erwartete Gegenleistung wiederholen!

Dieser Schritt sollte aber nicht vorschnell, sondern wohlüberlegt beschlossen werden. Bindungsgestörte Kinder können diese Reaktionen provozieren, um in ihrer bisherigen Erfahrung „Für mich ist sowieso niemand konstant da!" bestätigt zu werden.

Neben dem Zurverfügungstellen einer neuen Hauptbezugsperson ist es wichtig, eine Hierarchie von Bezugspersonen für das Kind zu schaffen. Das heißt, dass eine Vertretung (z. B. Pflegevater oder eine zweite Kindergartenerzieherin) eingerichtet wird, die in Zeiten von Urlaub und Krankheit den Platz einnehmen kann und auch sonst als Nr. 2 für das Kind zur Verfügung steht. Je jünger das Kind, umso wichtiger ist dies.
Es steht dabei außer Frage, dass Personalwechsel in einer Institution vermieden werden sollten, in der Praxis aber natürlich unumgänglich sind. Falls es zu einem Wechsel des Betreuungspersonals kommen muss, ist es von entscheidender Bedeutung, wie die verbleibenden Bezugspersonen mit dem Kind umgehen. Ein Akzeptieren der Trauer und ein emotionales Begleiten des Prozesses verhelfen den betroffenen Kindern, wieder eine emotionale Stabilität zu erreichen. Funktionieren kann dies nur, wenn das gesamte Team das Vorgehen gemeinsam trägt und unterstützt und der Wechsel natürlich gut vorbereitet wird

Aufbau von Vertrauen und Kontinuität in der Beziehung

„Ich gehe Fische fangen. Willst Du mit?", fragte er Carolina. „Ich zeige Dir, wie es geht. Das macht Spaß."
„Warum willst du mich mitnehmen? Ich bin ein Polterbär und niemand will mit mir zusammen sein", sagte sie. „Ich schon", antwortete der große alte Bär, „denn ich denke, dass du ein warmes Herz hast, das kann ich spüren. Ich glaube, du brüllst nur manchmal und willst das vielleicht gar nicht."
Da spürte auch Carolina, wie es in ihrer Brust warm wurde und ihr kleines Herz darin schlug. Das fühlte sich gut an, aber ein bisschen erschrak sie auch darüber.
„Ich vertraue dir nicht", sagte sie. „Ich weiß", entgegnete der große alte Bär. „Es ist gut, dass du vorsichtig bist. Ich komme morgen wieder und bringe dir Fische mit."
Der Bär ging fort und Carolina wartete die ganze Nacht.

(aus „Carolina und die Polterbären". Steingen & Hüter, 2020)

Kontinuität und Verlässlichkeit schaffen Vertrauen.

Zur Festigung eines neuen Bindungsangebotes ist es grundlegend, dass das betroffene Kind Vertrauen zu der neuen Bezugsperson entwickelt. Dieses Vertrauen wird u.a. aufgebaut, wenn sich die Bindungsperson als verlässlicher, emotional einschätzbarer und kontinuierlicher Partner unter Beweis stellt. Sie kann dies sowohl durch Absprachen, Versprechungen und vor allem Belohnungen, die unmittelbar und wie angekündigt eingelöst werden, erreichen als auch durch einen kontinuierlichen Strom kleiner, positiver Rückmeldungen im Alltag in Verbindung mit adäquatem Körperkontakt. Rituale können dazu beitragen, einen angemessenen, sanften, einfühlsamen Körperkontakt herzustellen. Vor allem kleine Kinder dürfen kuscheln und müssen gestreichelt werden dürfen, auch von professionellen Helfern. Mädchen lieben häufig Körperkontakt über das Ritual der Haarpflege. Der Kreativität sind hierbei keine Grenzen gesetzt. Über das Kuschelritual beim Fernsehen, die Igelballmassage vor dem Einschlafen oder einfach den kleinen Schulterdrücker im Flur ist grundsätzlich alles erlaubt und zu empfehlen. Wenn man Körperkontakt einsetzt, sollte man als professioneller Helfer allerdings besonders vorsichtig und behutsam sein: „Kein Kuscheln auf Befehl"! Zum einen besteht die Gefahr, in Konkurrenz zu den leiblichen Eltern zu geraten, und zum anderen, unbewusst Grenzen zu überschreiten. Beim pädagogischen Einsatz von Körperkontakt sollte niemals eine „intime" Beziehung entstehen. Dies wäre z. B. der Fall, wenn der Erzieher mit dem Kind geheime Treffen für Massagestunden verabredet, ohne dass die anderen Teammitglieder davon wissen sollen. Bitte beachten: Es geht hier nicht um sexuell übergriffiges Verhalten!

Es geht lediglich um körperlichen Kontakt im Rahmen professioneller pädagogischer Arbeit, der in einer Familie absolut normal wäre. In einer öffentlichen Maßnahme einer Hilfe zur Erziehung muss Körperkontakt allerdings etwas standardisierteren und transparenteren Regeln unterworfen werden als innerhalb der Familie, damit ein Verdacht des Missbrauches erst überhaupt nicht aufkommen kann. Es ist zwingend notwendig, auf grenzwertiges Beziehungsverhalten der Kinder zu achten, die Bindung zu ihnen immer wieder zu reflektieren und als pädagogische Aufgabe zu definieren. Die Betreuungsperson braucht hierfür konkrete Ansprechpartner, mit denen sie dies immer wieder thematisieren kann.

Förderlich ist es, Bindungsangebote regelmäßig zu wiederholen, ohne Dankbarkeit und Gegenseitigkeit zu erwarten, vor allem bei Abschieden und Wiederbegegnungen. Hoffen ist legitim, sich über kleine Erfolge zu freuen sogar Pflicht des pädagogischen Helfers. Bindungstheoretische Erkenntnisse können einen bei dieser Aufgabe eventuell unterstützen. Es ist z. B. hilfreich, wenn man weiß, dass vor allem bei Abschieden (etwa zum Feierabend) und bei Wiederbegegnungen das Bindungssystem aktiviert wird und das Kind hier mit seinen erlernten bindungsbeeinträchtigten Mustern reagiert. So kann es sein, dass das Kind nicht dazu in der Lage ist, „Tschüss“ zu sagen, sondern mit einer scheinbar emotionalen Gleichgültigkeit weggeht oder sich anderen Situationen zuwendet.

Bei längeren Unterbrechungen Übergangsobjekte verwenden!

Unterbrechungen der Bindungsarbeit, z. B. Urlaub oder Krankheit, stellen besonders kritische Momente in der Arbeit mit bindungsgestörten Kindern dar. Bei längerer Abwesenheit bewährt es sich, ein sogenanntes Übergangsobjekt zu hinterlassen. Dabei handelt es sich um einen persönlichen Gegenstand der Bezugsperson, der die Erinnerung und den „Geruch“ bis zur Wiederbegegnung aufrechterhalten soll. Bei kleinen Kindern ist dies häufig das berühmte Kuscheltier, bei größeren könnte dies z. B. eine Pflanze sein, um die sich das Kind während der Zeit der Abwesenheit kümmert.

Hinweis:
Überlegen Sie gut, ob Sie Ihren Lieblingsbonsaibaum als Übergangsobjekt zur Verfügung stellen wollen. Vor allem, wenn die Beziehung noch nicht ausreichend stabil ist, könnten Sie enttäuscht werden.

Auch bei dieser Methode gilt die Warnung: Vorsicht vor zu viel Intimität! Ein Bild vom pädagogischen Betreuer in einem Rahmen in Herzform ist eindeutig zu viel.
In der Zeit der Abwesenheit der Hauptbezugsperson ist es günstig, wenn die für das Kind wichtigsten Rituale durch die anderen Teammitglieder oder durch einen benannten

„Stellvertreter“ fortgesetzt werden. Emotional hoch besetzt ist meist die Zeit vor dem Zubettgehen mit den entsprechenden Abläufen, die es in der Übergangszeit zu beachten gilt. Ist die Beziehung bereits gefestigter, kann es allerdings gut sein, dass die Kinder die Rituale nicht mit dem Stellvertreter oder mit jemand anderem machen wollen. Dies kann man durchaus als ein gutes Zeichen interpretieren. Die Bindung ist dann bereits so gewachsen, dass das Kind diese schönen Momente nicht mit jemand anderem teilen will. In diesem Fall sollte natürlich nicht gedrängt werden. Vielleicht gelingt es dem Stellvertreter ja, ein eigenes Ritual mit dem Kind zu finden. Wenn nicht, dann ist das auch kein Problem! Der Stellvertreter sollte dies anerkennen und sich freuen, dass es dem Kind gelungen ist, jemanden zu finden, der für das Kind wichtig ist.
Bei längerer Abwesenheit wollen die Kinder auch häufig genau wissen, wo man hinfährt und was man dort tut. Die in der Vergangenheit der Pädagogik häufig propagierte „professionelle Distanz“ würde hier einer adäquaten Befriedigung des Bindungsbedürfnisses konträr gegenüberstehen. Wenn es für den einzelnen Erzieher persönlich möglich ist, sollten diese alten tradierten Distanzkonzepte aus bindungstheoretischer Sicht aufgegeben werden. Besser wäre es, eine möglichst hohe Transparenz zu schaffen, indem mit dem Schützling darüber gesprochen wird, wohin die Reise geht, wie lange sie dauert, was dort passiert und v.a. wann man wiederkommt. Dies kann man auch visualisieren, z.B. durch einen Abreißkalender. Zu empfehlen wäre aus bindungstheoretischer Sicht auch, während der Abwesenheit einmal anzurufen, eine Karte, SMS oder E-Mail zu schreiben.

Entstandenes Vertrauen, Verlässlichkeit und Kontinuität in der Bindungsentwicklung sind auch daran zu erkennen, dass ein Kind mit seiner neuen Hauptbezugsperson in der neuen Wohnumgebung alte traumatische Situationen wiederholt. Man könnte dies so interpretieren, dass das bindungsbeeinträchtigte Kind durch die Kontinuität des neuen Beziehungsangebotes ausreichend Vertrauen in seine neue Umgebung und die dortigen Personen gefasst hat. Das Kind fühlt sich also inzwischen so sicher, dass es seine in der Vergangenheit möglicherweise erlebten Gewalt- und Missbrauchserfahrungen in Form von sexualisiertem und aggressivem Verhalten angstfreier zeigen darf und kann. Es verlässt sich darauf, dass die neuen Bezugspersonen, z.B. das pädagogische Team einer Wohngruppe oder die Pflegeeltern, mit der Situation adäquater umgehen können und es nicht zu einer Wiederholung der ursprünglich traumatischen (Bindungs-)Erfahrungen kommt. Wenn das betroffene Kind dann stattdessen neue emotionale Erfahrungen sammeln kann, da sich die neuen Bezugspersonen eben anders verhalten, ist dies für die Bindungsentwicklung immens bedeutungsvoll und wird im (emotionalen) Gedächtnis gespeichert. Viele neue Erlebnisse dieser Art führen mit der Zeit idealerweise zu einem neuen Empfinden und Verhalten. Im günstigsten Fall generalisiert sich dieses neue Erleben und Verhalten dann auch auf andere Situationen, wie z.B. auf dem Fußballplatz oder in der Schule.

Abbau der häufig auftretenden Aggressionen
Die bei bindungsgestörten Kindern häufig gleichzeitig auftretenden, gegen sich und andere gerichteten Aggressionen erschweren oft die primäre Aufgabe, nämlich eine tragfähige, emotionale Beziehung herzustellen. Deshalb ist die Empfehlung, dies von Anfang an mit im Blick zu haben, in die Förder- und Behandlungsplanung mit aufzunehmen und mit konkreten Methoden darauf zu reagieren.

Stoppzeichen, Konsequenzen, positive Vorbilder und Stufenpläne einsetzen.

Eine pädagogische Methode, Aggressionsspiralen bei Bindungsbeeinträchtigten zu unterbrechen, ist der Einsatz von gemeinsam vereinbarten visuellen oder verbalen Stoppzeichen, z. B. ein Handzeichen, ein laminiertes Bild mit einem Stoppschild oder ein vereinbartes Codewort. Dabei gilt es zum einen, Blickkontakt herzustellen und in einfachen klaren Worten die Grenzen bzw. erfüllbaren Anforderungen zu benennen. Zum anderen sollten mögliche Folgen nicht nur für das Übertreten, sondern vor allem auch für das Einhalten der Regeln und Anweisungen deutlich gemacht werden. Mit Konsequenzen darf allerdings immer nur das konkrete Verhalten belegt werden, niemals die Person des Kindes. Diese sollte bei möglichst jeder Durchführung einer angekündigten Konsequenz wertgeschätzt werden: „Du weißt, ich mag Dich sehr. Aber ich bin nicht einverstanden damit, dass Du Peter seinen Stift weggenommen hast." Da bindungsgestörte Kinder Kritik auf ihren Selbstwert beziehen und sich schnell als ganze Person abgewertet fühlen, ist es wichtig, die Trennung zwischen dem zu tadelnden Verhalten und der Persönlichkeit des Kindes klar zu benennen. Auch dürfen Konsequenzen am besten nur angekündigt werden, wenn diese unmittelbar durchgeführt werden können.
Obwohl es den Kindern sehr schwerfällt, sich an Regeln und Grenzen zu halten, sind das Aufstellen und das Einfordern dieser klaren, durchsetzbaren Regeln und die Arbeit mit logischen Konsequenzen und Wiedergutmachungen wichtige Bestandteile, um aggressiv-dissoziale Verhaltensweisen zu reduzieren.

Im Sinne des Modelllernens sollte auch die Identifikation mit aggressiven Vorbildern (z. B. bestimmten Rappern aus der Musikbranche) so weit wie möglich unterbunden werden. An dieser Stelle stellt sich natürlich die Frage der Umsetzbarkeit. Man kann die Kinder ja schließlich nicht von jedem und allem fernhalten. Trotzdem kann man Grenzen definieren und klarmachen, dass bestimmte Musiker und Filme nicht angemessen und somit zur Nachahmung nicht erlaubt sind. Stattdessen könnte man positivere Vorbilder der Branche anbieten, die es ja durchaus auch gibt.

Um nicht ständig nur auf aggressives Verhalten reagieren zu müssen, ist es empfehlenswert, positive Situationen im Alltag präventiv zu schaffen, die bei Gelingen verstärkt werden können. Verhaltenstherapeutisch orientierte Stufenpläne, die schriftlich und vielleicht auch visuell, z.B. in Form einer Treppe, klar festlegen, was auf welcher Stufe erreicht werden kann, unterstützen dies sehr gut, sind aber meist aufwendig durchzuführen. Zu Beginn eines Bindungsaufbaus sind sie eher nicht zu empfehlen, da es im Alltag erst wenige Anforderungen sein sollten, die bewältigt werden müssen.

Stufe 1:
Ich darf tagsüber alleine raus

Anforderung:
Ich wahre körperliche Grenzen anderer (d.h., ich greife niemanden an)!

Stufe 2:
Ich darf später ins Bett gehen

Anforderung:
Ich wahre körperliche Grenzen anderer
und
ich zerstöre keine Gegenstände!

Stufe 3:
Ich darf alleine Bus fahren

Anforderung:
Ich wahre körperliche Grenzen anderer
und
ich zerstöre keine Gegenstände
und
ich verhalte mich wertschätzend und hilfsbereit anderen gegenüber (d.h., ich beleidige und beschimpfe niemanden)!

Abb. 7: Beispiel für einen Stufenplan

Man darf bei allen pädagogischen Maßnahmen natürlich nicht vergessen: „Steter Tropfen höhlt den Stein." Sämtliche Methoden helfen kaum, wenn sie lediglich ein- oder zweimal angewendet werden. Veränderungen brauchen Zeit und die Maßnahmen dafür sollten über einen längeren Zeitraum kontinuierlich eingesetzt werden. Grundsätzlich gilt: Je schwerer die Bindungsbeeinträchtigung und das aggressive Verhaltensmuster und je älter die Kinder, desto länger und intensiver ist die Behandlung. Fairerweise ist noch zu erwähnen: Es gibt bei den bindungsgestörten Kindern einen gewissen Anteil (wie auch bei allen anderen psychischen Störungsbildern), der sich immer wieder erfolgreich gegen jegliche pädagogischen und therapeutischen Methoden verwehrt. Diese pädagogik- und therapieresistenten „Non-Responder" gehören zu den schwierigsten Klienten. Ganz gleich, was man wie lange, wie oft und wie gut macht, es geht einfach nichts, es bewegt sich nichts und es verändert sich nichts. Trotzdem dürfen natürlich auch diese Kinder nicht aufgegeben werden. Sie haben ebenso wie alle anderen das Recht, jegliche Förderung, Offenheit und Bemühung zu erfahren, die möglich ist. Und es kann keiner vorhersagen, ob es vielleicht Wirkungen und Effekte gibt, die sich erst nach Jahren oder sogar Jahrzehnten zeigen. Glücklicherweise weiß man im Vorfeld ja nie, welchen Typ (Responder oder Non-Responder) man vor sich hat. Dies minimiert die Gefahr, bereits im Vorfeld zu selektieren, bei wem man Energie investiert und bei wem nicht. Und das ist gut so!

Aufbau von Selbstwert und Selbstbewusstsein

Nur ein Mensch, der sich selbst lieben (oder zumindest schätzen) kann, ist dazu in der Lage, liebenswerte Beziehungen zu anderen Menschen aufzubauen und zu halten. Ausgehend von dieser (zugegeben, etwas vereinfacht dargestellten und nicht mehr ganz taufrischen) Erkenntnis, ist es für die Förderung und Behandlung von bindungsgestörten Kindern unerlässlich, an ihrem Selbstwert zu arbeiten und diesen zu stärken.

Was muss eigentlich passieren, damit man sich selbst besser annehmen kann und ein besseres Bild von sich hat? Wie entwickelt sich das Gefühl, gemocht zu werden und wert voll zu sein?

Positive Eigenschaften sichtbar machen und zur Verfügung stellen!

Ein Baustein, der dabei helfen kann, ist, dass einem seine positiven Eigenschaften und Talente von außen immer wieder sichtbar gemacht und zur Verfügung gestellt werden. Vielleicht ist das betroffene Kind hilfsbereit oder empathisch, kreativ oder handwerklich begabt, vielleicht einfach nur gesellig und lustig. Jedem tut es gut, immer wieder von seinen vorteilhaften Eigenschaften zu hören, ohne dafür etwas tun zu müssen. Bindungsgestörte Kinder hören dies genauso gern wie alle anderen Kinder, es fällt ihnen nur schwerer, dies zu glauben und sich darauf zu verlassen. Aussichtsreich ist auch, wenn es gelingt, die Kinder dafür zu interessieren, welche positiven Eigenschaften sie von ihren Eltern geerbt haben. „Was glaubst Du, welcher Teil von Dir ist von Deiner Mutter, welcher von Deinem Vater?"

Im Rahmen einer stationären oder teilstationären Maßnahme ist es eine beliebte Methode zur Steigerung des Selbstwertes, den dort lebenden Kindern Gruppenaufgaben mit Allgemeinwert zu übertragen. Das kann die regelmäßige Organisation des wöchentlichen Kinoabends mit Auswählen des Films, Besorgen von Chips und Schokolade ebenso sein wie die Übertragung eines „Hausmeister- oder Gärtneramtes" innerhalb der Wohngruppe. Wichtig ist dabei, Aufgaben zu finden, die erfolgreich zu bewältigen sind und die anderen dazu veranlassen, positive Rückmeldungen zu geben. Es kann nicht genug solcher kleinen Erfolgserlebnisse geben, hervorgerufen entweder durch die Ämter oder sonstige Fähigkeiten im Alltag. Je mehr erlebte Erfolgserlebnisse, desto besser wird der Selbstwert und desto besser entwickelt sich langsam das Vertrauen, sich auf Beziehungen einlassen zu können. Allerdings gilt auch hier: Vorsicht vor zu hohen Erwartungen! Bei bindungsirritierten Kindern handelt es sich um Kinder, die in einer Phase der vorsprachlichen Entwicklung ganz tief liegende Enttäuschungen erfahren haben. Und deshalb ist den professionellen

Erziehern auch immer wieder zu empfehlen, die eigenen Erwartungen mit dem Team zu überprüfen, da sonst die Gefahr nahe liegt, dass die Kinder mit zu hoch gesteckten Zielen überladen werden. Z. B. gelingt es eben nicht jedem, eine verantwortungsvolle Aufgabe mit Allgemeinwert für die ganze Gruppe zu übernehmen. Pädagogische Ziele und Methoden bei der Arbeit mit bindungsschwachen Kindern müssen immer individuell und maßgeschneidert angepasst und überprüft werden. Es gibt eben nicht die eine Methode für die „Kategorie Bindungsstörungen".
Bei einer Aufnahme in ein Heim oder eine Pflegestelle ist der Aufenthalt unbedingt positiv zu beschreiben: „Du bist hier, weil es Dir hier gut geht, weil Du Dich hier gut entwickeln kannst und weil Du hier die Möglichkeit hast, etwas zu lernen!!" Zwar ehrlich und realistisch, aber trotzdem ungünstig wäre es, zu sagen: „Du bist hier, weil Deine Eltern es nicht schaffen, ausreichend für Dich zu sorgen."
Für den Aufbau von Selbstwert und Selbstbewusstsein ist es unerlässlich, im Alltag so viel positive Rückmeldung zu geben wie möglich. Grundsätzlich alle, aber im Besonderen Kinder mit beeinträchtigten Beziehungskompetenzen brauchen das Gefühl und die Sicherheit, in der neuen Umgebung von den neuen Bezugspersonen erwünscht, angenommen und gemocht zu werden. Für die täglichen verbalen Stärkungen eigenen sich die folgenden Rückmeldungen besonders:

!

Was Kinderohren hören müssen:
Wir haben Dich lieb!
Wir glauben an Dich!
Gut gemacht!
Du bist was Besonderes für uns!
Wir sind stolz auf Dich!

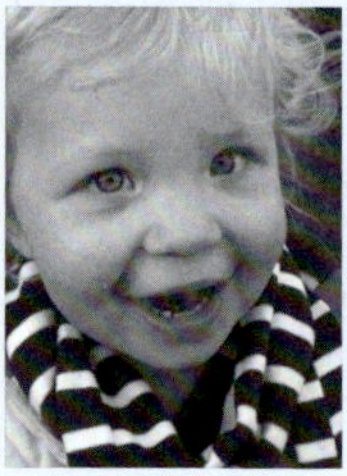

Verbesserung der Eigensteuerung

Fast immer sind es die expansiven Verhaltensweisen wie Lügen, Stehlen, Tricksen, Weglaufen, dominantes Spielverhalten und natürlich alle Formen der verbalen und körperlichen Aggression, die bei den Kindern im sozialen Umfeld für schlechte Stimmung sorgen und zu Vermeidungsverhalten, ja Ablehnung gegenüber dem bindungsbeeinträchtigten Kind führen. Deshalb erscheint es umso zentraler, dass parallel zu den spezifisch bindungsrelevanten Förder- und Behandlungsmethoden mit den betroffenen Kindern an der allgemeinen Erziehungsaufgabe gearbeitet wird, damit sie ihr Verhalten besser steuern können. Hierbei handelt es sich natürlich um ein ebenso langwieriges wie schwieriges Unterfangen, mit dem alleine ganze Bücher gefüllt werden könnten (und auch schon wurden). Trotzdem, hier einige kompakte Tipps, die sich vor allem bei bindungsbeeinträchtigten Kindern in der Praxis bewährt haben.

Klare, wenige Grenzen setzen!

Wie auch schon im Zusammenhang mit dem Abbau aggressiven Verhaltens behandelt, benötigen Kinder eindeutige, klare Grenzen. Dabei gilt der Grundsatz: „Weniger ist mehr". Lieber einige ausgewählte, eindeutig formulierte und einhaltbare Regeln und Grenzen setzen, als Gefahr zu laufen, sich in einem mehrseitigen Regelkatalog zu verlieren. Eine zu große Zahl gesetzter Grenzen können bindungsgestörte Kinder gar nicht bewältigen (selbst wenn sie es wollten) und es bleibt ihnen gar nichts anderes übrig, als diese zu übertreten. Übrigens wäre ein bindungsgestörtes Kind kein „richtiges" bindungsgestörtes Kind, wenn es nicht versuchen würde, auch die wenigen Regeln und Grenzen zu übertreten! Das Bindungsverhalten wird aktiviert, sobald die Grenze da ist. „Ich habe ja gelernt, dass Ihr nicht für mich da seid." „Ich zeige Euch, dass Ihr mich fallen lasst, so wie es mir schon mal passiert ist." Daraus ergibt sich die dringende Empfehlung: Die Kinder unbedingt nach einer (hoffentlich wohlüberlegten) Aufnahme in der Einrichtung oder der Pflegefamilie, in die sie aufgenommen worden sind, halten und einen erneuten Bindungsabbruch wenn irgend möglich vermeiden. Auch wenn sie immer wieder und heftig gegen die dort geltenden Regeln verstoßen. Den Kindern bzw. Jugendlichen an dieser Stelle Eigenverantwortung zu übertragen im Sinne von „Es liegt an Dir, ob Du es schaffst, die Chance hier wahrzunehmen", überfordert sie. Wenn man nach den Prinzipien eines bindungstheoretischen Ansatzes fördert und (be-)handelt, ist die Haltung: „Du gehörst zu uns, auch wenn Du uns immer wieder beweisen willst, dass wir genauso handeln, wie es Dir schon einmal passiert ist. Wir sind für Dich da. Wir mögen Dich und halten Dich" – oder wie es der Fuchs im Kleinen Prinzen von de Saint-Exupéry lyrisch formuliert: „Wir sind für das verantwortlich, dem wir nahegekommen sind und das wir uns vertraut gemacht haben."
Überschreitungen von Grenzen sollten stoisch mit logischen, individuell angepassten Konsequenzen beantwortet werden. Und nun das Wichtigste: vor allem am Anfang auch nur das kleinste, erwünschte Verhalten belohnen! Das Kind also nicht dafür tadeln oder sogar bestrafen, dass es z. B. weggelaufen ist. Es erfährt natürlich einen Tag später nach Abklingen der emotionsgeladenen, kritischen Situation eine logische Konsequenz (z. B. Erziehernähe. Das Kind bleibt immer in Sichtweite des Erziehers). Aber zunächst geht es darum, das erwünschte Verhalten zu belohnen. Das Kind sollte also offen und herzlich empfangen und dafür gelobt werden, dass es von selbst wiedergekommen ist: „Schön, dass Du wieder da bist, ich habe mir Sorgen gemacht." Und wenn es wieder weglaufen will und dies vorher ankundigt (was bindungsgestörte Kinder übrigens oft tun), könnte es gebeten werden, sich dafür warm anzuziehen und sich vielleicht noch ein Brot schmieren zu lassen. Und man könnte noch mit authentischem Bedauern hinzufügen: „Du weißt,

dass ich leider die Polizei rufen muss, wenn es dunkel wird." Es bietet sich auch an, auf der Beziehungsebene sein Bedauern auszudrücken: „Ich würde so gerne heute mit Dir einen Film schauen oder etwas spielen."
Bei bereits sehr autonom gewordenen Jugendlichen empfiehlt sich eine etwas brachialere Vorgehensweise, bei der man z.B. ankündigt, dass man herumtelefonieren, suchen und notfalls den Namen vom DJ in der vermuteten Disco ausrufen lassen wird. Normalerweise mögen das Jugendliche nicht so gerne, da es doch ziemlich blamabel ist, von (Pflege-)Papa oder dem Erzieher aus dem Heim in der Disco ausgerufen zu werden.

Als weitere Methode zur Verhinderung unerlaubten Entfernens bzw. Weglaufens könnte man ein „SIT-IN" durchführen. Hierbei macht es sich die erwachsene Bezugsperson im Zimmer des Jugendlichen vor der Tür gemütlich und gibt den Gang erst wieder frei, wenn der Jugendliche seine Absicht wegzulaufen aufgegeben hat und eine Lösung für die Situation vorschlägt. Man hinterlässt quasi den „Geruch" des Sorgeberechtigten in seinen Räumlichkeiten. Wichtig ist noch zu erwähnen, bei dieser Aktion weder den Jugendlichen zu bespaßen noch mit investigativen Fragen nach seinem Verhalten zu nerven. Falls die Gefahr körperlich aggressiver Eskalation besteht, sollte diese Methode nur in Gegenwart weiterer Erwachsener angewendet werden.

! Bitte bedenken Sie weiterhin den Grundsatz: Man kann das Kind nicht ändern, wenn man das Bindungsangebot nicht ändert!

Vielen Kindern geht im Spielkontakt mit einem bindungsbeeinträchtigten Kind das ausgeprägte Dominanzstreben derart auf die Nerven, dass sie sich weigern, mit ihm zu spielen. Sie wählen es nicht für ihre Mannschaft aus, beenden das Spiel, gehen weg oder legen sich ganz offen verbal und körperlich mit ihm an. Das ist natürlich schädlich für das Selbstwertgefühl. Und zu allem Überfluss versuchen die betroffenen Kinder dann noch, durch gesteigertes Dominanzverhalten wieder die Kontrolle über die Situation zu erlangen. Ein Teufelskreis! Eine mögliche Intervention kann hier darin bestehen, die Spielkontakte zunächst kontinuierlich, später mit Unterbrechungen zu begleiten und die Kontakte zeitlich zu begrenzen. Regeln und Grenzen müssen gesetzt und durchgesetzt werden. Immer wieder kann versucht werden, die Kinder einen Perspektivwechsel einnehmen zu lassen: „Was glaubst Du, wie es Deinem Spielpartner jetzt geht?" Rollenspiele im Rahmen einer heilpädagogischen oder psychotherapeutischen Behandlung sind eine gute Möglichkeit, die Fähigkeit, sich besser in andere hineinversetzen zu können, zu üben und einzutrainieren.

Perspektivwechsel einnehmen lassen!

Eine weitere praktische Methode, dem Dominanzstreben im Rahmen eines Gruppensettings entgegenzuwirken, ist es, Wartezeiten zu verordnen. So könnte man z. B. dem Kind die Aufgabe geben, bei gemeinsamen Mahlzeiten zunächst ruhig aufzupassen und sich erst beim Nachtisch aktiv am Tischgespräch zu beteiligen. Oder man gibt hierfür eine gewisse Zeitvorgabe, z. B. 15 Minuten für „aufmerksames Zuhören". Eine gute Übung für die Kinder ist auch bei einem gemeinsamen Termin (z. B. Mittagessen) die Aufgabe zu geben, mindestens eine Frage oder Nachfrage zum aktuellen Thema zu stellen.

Wartezeiten zur Erhöhung der Eigensteuerung einrichten!

Der systematische Einsatz von Belohnungen (nach dem Vorbild verhaltenstherapeutischer Verstärkerpläne) hilft den Kindern häufig dabei, Gruppenregeln leichter zu verinnerlichen. Besonders zur Wahrnehmung und Umsetzung von sozialen Regeln und Grenzen brauchen bindungsbeeinträchtigte Kinder viel Übung, Rückmeldung und Verstärkung. Insbesondere zu Beginn einer Aufnahme im Heim, in einer Familienwohngruppe oder auch in einer Klinik scheinen die Kinder Rückmeldungen und Konsequenzen regelrecht zu suchen, um vorgegebene Grenzen sehen und vor allem spüren zu können. Für soziale Gruppensituationen, wie z. B. gemeinsame Spieleabende, bewährt es sich deshalb, die Regeln für die Teilnahme in einem wohlwollenden und harmonischen, aber deutlichen Ton kurz vor Beginn im Eins-zu-eins-Kontakt vorzubesprechen. Diese Regeln könnten z. B. beinhalten: den anderen weder körperlich noch verbal zu provozieren, sein Gegenüber ausreden zu lassen, nicht dazwischen zu reden und so lange ruhig auf seinem Platz zu warten, bis man an der Reihe ist. Die Konsequenzen für die Nichteinhaltung der Spielregeln (z. B. das Spiel vorzeitig verlassen zu müssen) könnten auch in Form eines schriftlichen Vertrages festgehalten werden, der natürlich mit dem Kind bzw. Jugendlichen gemeinsam erstellt wird.

Visuelle Hilfestellungen, z. B. drei Chips, die neben dem Spielbrett des Kindes liegen und bei jeder Regelüberschreitung um einen reduziert werden, können dazu beitragen, dass der Spieleabend für das Kind ein Erfolg wird. Ist der letzte Chip verbraucht, muss natürlich die vereinbarte Konsequenz (vorzeitiges Ende) erfolgen. Bei dieser Methode handelt es sich um ein sogenanntes Verstärkerentzugssystem, welches nicht ganz unumstritten ist. In der Regel ist es immer besser, etwas zu geben, als etwas zu nehmen. In der Praxis bewahrt sich die Methode allerdings in zeitlich und räumlich eng umgrenzten Situationen bei eher jüngeren Kindern durchaus. Ist es dem Kind gelungen, sich an die Regeln zu halten und den ganzen Spieleabend in der Runde bleiben zu können, sollte natürlich wieder eine positive Verstärkung (Lob) erfolgen.
Manchmal bewährt sich bei besonders hartnäckigem, oppositionellem Aufbegehren gegen Regeln und Grenzen der Einsatz von paradoxen Interventionen: „Ich wette mit Dir, dass Du heute schon nach fünf Minuten den Tisch verlassen musst." Allerdings sollte diese Technik

spärlich eingesetzt werden. Sie setzt eine bereits gewachsene Gewöhnung aneinander voraus und klappt in der Regel besser bei jüngeren, aber intellektuell fitten Kindern. Wenn dieses Vorgehen nicht krampfhaft betrieben und z. B. im Rahmen eines definierten Spiels oder Wettkampfes eingebettet wird, kann es sich durchaus als nützliche und wirkungsvolle Methode erweisen. Man muss ausprobieren, ob einem das liegt.

Da vor allem Kinder mit einer enthemmten Bindungsstörung häufig das Problem haben, keine adäquate Distanz zum Gegenüber einhalten zu können, ist das konsequente Einüben eines angemessenen Abstandes zum Gegenüber eine Aufgabe, die einem immer wieder begegnet. Als Hilfestellung im Alltag könnte man hier mit der eigenen Armlänge arbeiten. „Achte bitte darauf, zu anderen eine Armlänge Abstand zu halten." Fordern Sie diese Armlänge im Gespräch bzw. in der Interaktion immer wieder ein! Positive Verstärkung bei Einhaltung festigt und stabilisiert das eingeübte, adäquate Distanzverhalten.

Arbeit mit den (leiblichen) Eltern

Die professionelle Arbeit mit den leiblichen bzw. sozialen Eltern von bindungsunsicheren Kindern stellt sich nicht selten als ein kleinschrittiger und mit vielen Rückschlägen gesäumter, steiniger Weg dar. Wie bereits erwähnt ist die Wahrscheinlichkeit der Übertragung einer Bindungsstörung über Generationen hinweg sehr hoch, d. h. auch die Eltern der betroffenen Kinder zeigen in der Regel hohe Auffälligkeiten bei der Beziehungsgestaltung, mit den entsprechenden Auswirkungen. Davon können zum einen verbindliche Absprachen betroffen sein, die nicht eingehalten werden (können). Es kann sich dabei aber auch um einen nicht wertschätzenden und verlässlichen Umgang mit den zu betreuenden Kindern handeln, der für Außenstehende kaum nachvollziehbar und kaum zu ertragen ist. Und davon kann schließlich auch der direkte Kontakt zu dem professionellen Helfer betroffen sein, dem häufig argwöhnisch und misstrauisch begegnet wird. In diesem Fall können pädagogische bzw. therapeutische Empfehlungen oft nicht oder nur eingeschränkt umgesetzt werden und die „Beratungs-Compliance" (kooperatives Verhalten im Rahmen der Beratung bzw. Therapie) ist auf ein Minimum reduziert. Dies hat natürlich direkte Auswirkungen auf den Förder- und Behandlungserfolg in der Arbeit mit den Kindern.

Offene und wertschätzende Haltung den Eltern gegenüber einnehmen!

Dem professionellen Helfer ist an dieser Stelle zu empfehlen, den Eltern gegenüber eine möglichst offene und wertschätzende Haltung auf Augenhöhe einzunehmen und ausreichend Zeit und Engagement in die Herstellung einer tragfähigen Beziehungs- und Vertrauensebene zu investieren. Nur eine konstruktive Kooperation mit einem ausreichenden „Beziehungskredit" bei den Eltern erhöht die Wahrscheinlichkeit des Gelingens einer eingeleiteten Hilfsmaßnahme. Die Erfahrung zeigt, dass vorhandene Defizite bei den zu betreuenden Kindern im emotionalen, motivationalen und sozialen Bereich schneller und nachhaltiger reduziert werden können, wenn die „Beratungs-Compliance" möglichst hoch ist. Vor allem aber werden die schlummernden, also durchaus vorhandenen Ressourcen deutlicher zutage gefördert und können somit für die Kinder nutzbarer gemacht werden. Wenn die Eltern mit der Anordnung einer Jugendhilfemaßnahme (z.B. Heimeinweisung) einverstanden sind und kooperativ und konstruktiv mit den Fachkräften zusammenarbeiten, dann bekommt das Kind das Gefühl, dass das schon gut und richtig ist, wo es gerade ist und was die Fachkräfte machen. Der innere Konflikt zwischen der Welt zu Hause und der Welt im Heim, der häufig entsteht, wenn die Eltern einer stationären Unterbringung negativ gegenüberstehen, bleibt aus oder ist zumindest deutlich geringer.

Eine gute pädagogisch-therapeutische Methode ist es, gemeinsam mit den Eltern die elterlichen Ressourcen herauszufinden, klar zu beschreiben und dem Kind rückzumelden bzw. die herausgefundenen Fähigkeiten direkt auf das Kind zu beziehen. „Ich erlebe Deine Mutter als unglaublich tatkräftig, genau wie Dich. Diese Eigenschaft hast Du bestimmt von ihr." Bei sehr unzuverlässigen Eltern kann es hilfreich sein, die „gute Mutter" (die Beziehung) nicht an das Kontaktverhalten zu knüpfen. „Deine Mutter hat Dich lieb, auch wenn es ihr nicht möglich ist, regelmäßig Kontakt zu halten."

In der Arbeit mit den Kindern und deren Sorgeberechtigten geht es nicht um ein „Entweder-ich-oder-Deine-Mutter", sondern um ein Sowohl-als-auch. Als professioneller Helfer sollte man sich als Bindungsperson zusätzlich zur Verfügung stellen. „Es gibt jetzt zwei, die sich um Dich kümmern." Statt die Rolle einer Ersatzmutter oder Stiefmutter einnehmen zu wollen, könnte man eine Art „Großmutterrolle mit einem Beziehungsauftrag, aber auch mit einem Erziehungsauftrag" einnehmen. Die Aufgabe der Erziehung haben Großmütter ja meist nicht, die Aufgabe, eine gute Beziehung zum Enkel herzustellen und den Enkel auch ein wenig zu verwöhnen, in der Regel schon. Ein professioneller Erzieher als Ersatzbindungsperson hat beide Aufgaben.

Eine gut gelingende Kooperation mit den Eltern macht es notwendig, immer wieder auch den Selbstwert der Eltern durch positive Rückmeldungen und Loben für das, was sie bisher geleistet haben, zu stärken. Auch Erwachsene und noch dazu stark verunsicherte Eltern genießen es, wenn ihre Taten gewürdigt werden. Außerdem ist den betroffenen Eltern durchaus bewusst, was ihnen in der Vergangenheit alles nicht gelungen ist und was sie (wahrscheinlich immer noch) falsch machen. Umso wichtiger ist es, deren Bemühungen unter den oft wirklich schweren Rahmenbedingungen, denen sie möglicherweise ausgesetzt sind, zu beleuchten und auch kleine Leistungen und Erfolge authentisch wertzuschätzen.

Mit getrennt lebenden oder stark konfliktbelasteten Eltern sollte immer wieder dahin gehend gearbeitet werden, Beziehungskonflikte auf der Erwachsenenebene von den Kindern fernzuhalten. Die Kinder dürfen auf keinen Fall in die Rolle des Vermittlers zwischen den Eltern geraten. Niemals sollte über den anderen Elternteil in Gegenwart des Kindes negativ gesprochen werden. Die Verletzungen, Demütigungen, die vielleicht erlebte Gewalt, die Vater und Mutter gegenseitig erfahren haben, ist nichts für Kinderohren. Die Kinder würden dadurch in einen unlösbaren Loyalitätskonflikt geraten (leider ist dies in der Praxis immer wieder Realität).

Gute innere Bilder entstehen bei den Kindern, wenn es gelingt, ihnen die Eltern als Personen mit ihren Stärken und Fähigkeiten zur Verfügung zu stellen, z. B. indem man darüber spricht, welche positiven Eigenschaften und Ressourcen die Eltern haben, von denen die Kinder profitieren und die sie geerbt haben. Oft können die Stärken des jeweiligen einzelnen Elternteils den Kindern besser vermittelt werden als die Beziehung von Mama und Papa gemeinsam. Die Beziehungen der Erwachsenen sind häufig von Streit, Zwietracht und Uneinigkeit geprägt und haben eine unharmonische Vorgeschichte. Die leitende Frage bei der pädagogischen bzw. therapeutischen Arbeit mit den Kindern ist dabei: „Was kann das Kind von Mutter oder Vater als Einzelperson gebrauchen? Welche Eigenschaften hat es von den jeweiligen Personen für das Leben mitbekommen?“

Körperkontakt als pädagogische Methode transparent machen!

Wird in der professionellen Behandlung Körperkontakt als pädagogische Methode eingesetzt, muss dies den Eltern als „professionelle Nähe“ und „pädagogische Methode“ transparent dargelegt werden. Damit wird zum einen verhindert, dass Konkurrenz entsteht, zum anderen werden die Eltern nicht als diejenigen abgewertet, die nicht dazu in der Lage sind, ihr Kind angemessen zu trösten.
Im Rahmen therapeutischer oder heilpädagogischer Übungsbehandlung kann man versuchen, mithilfe videogestützter Methodik das feinfühlige Verhalten der Eltern ihren Kindern gegenüber zu optimieren. Bei diesen Trainings geht es darum, bei den Eltern die Sensitivität für die Bedürfnisse des Kindes zu erhöhen und somit die Verantwortungsrolle zu stärken. Zu klären ist dabei die Frage: „Welche Bedeutung hat das Kind für die Eltern?“
Bei psychisch schwer kranken Eltern (z. B. schizophrene Psychosen oder schwere Borderline-Persönlichkeitsstörungen), bei denen eine gemeinsame Kooperationsbasis trotz guten Willens kaum zu erreichen ist, empfiehlt es sich, den Kontakt zwischen Eltern und Kind zu begleiten und mit den Kindern nach einem sogenannten „2-Welten-Modell“ zu arbeiten. D. h., man versucht zu erarbeiten und zu vermitteln, dass es für das Kind zwei Lebenswelten mit jeweils unterschiedlichen Aufgaben, Pflichten, Regeln und Normen gibt, in denen das Kind zu Hause ist und sich bewegen und handeln darf. Beide Welten haben

ihre Berechtigung, sind gut und richtig und das Kind muss nicht in einen Loyalitätskonflikt kommen. „Bei Deinen Eltern ist das so, da gelten diese Regeln und Abläufe, und bei uns ist das anders. So ist das. Und das ist beides in Ordnung."

Sonstige unterstützende Maßnahmen
Unter den sonstigen unterstützenden Aufgaben ist die Vernetzungs- und Aufklärungsarbeit mit allen am Hilfeprozess beteiligten Personen zu nennen. Dabei sollte es zu Beginn die Aufgabe der bindungsorientiert arbeitenden Fachkraft sein, psychoedukativ sowohl die Betroffenen als auch die Eltern, Lehrer, Erzieherinnen von Tageseinrichtungen, Tagesmütter usw. über die Symptomatik, die begleitenden Probleme, den Verlauf und die Prognose einer Bindungsstörung zu informieren.
Verschiedene therapeutische Interventionen als Einzelmaßnahmen, wie z. B. Heilpädagogisches Reiten, sind zur Behandlung der Begleitsymptomatik, der sogenannten komorbiden Störungen, sinnvoll und empfehlenswert. So haben sie z. B. einen positiven Effekt auf die Verbesserung der Körperwahrnehmung oder auf die Steigerung des Selbstbewusstseins. Bezüglich der Kernsymptomatik, der Bindungsstörung, ist die Wirkungsweise aber unspezifisch und indirekt. D. h., eine gute Beziehung zu einem Pferd verbessert nicht die Beziehungsfähigkeit zu anderen Menschen. Die Beziehungsfähigkeit zu Menschen muss über Menschen durch korrigierende Bindungserfahrungen trainiert und aufgebaut werden.

Der Einsatz von Psychopharmaka zur emotionalen Stabilisierung bei gleichzeitig auftretenden depressiven Verstimmungen, bei Ängsten oder auch z. B. bei Impulskontrollstörungen ist sinnvoll und zu empfehlen. Es gibt aber natürlich keine Tablette, die die Bindungsfähigkeit direkt beeinflussen kann.

Therapeutische und medikamentöse Behandlung zur Verbesserung der komorbiden Symptomatik.

Abschließende Gedanken zum Umgang mit bindungsgestörten Kindern in der professionellen Arbeit
Immer wieder berichten pädagogische Fachkräfte über Gefühle der Ohnmacht, Hilflosigkeit oder Wut über das eigene (Erziehungs- und Beziehungs-)Versagen und ihre persönliche Betroffenheit. Der ständige Wechsel der Kinder zwischen Idealisierung und Entwertung der Betreuer ist nur schwer auszuhalten. Nicht selten läuft man vor allem durch die Idealisierung Gefahr, in eine selbstaufopfernde Helferhaltung zu verfallen. Obwohl die Bindungsangebote wie in einem Fass ohne Boden bei den Kindern zu versickern scheinen, sollte man sich davon und auch von abgelehnten Bindungsangeboten nicht abschrecken lassen. Angebote müssen wieder und wieder und wieder wiederholt werden. Allerdings nicht mechanisch, sondern mit ausreichendem Engagement und emotionaler Offenheit.

! Geben Sie nie die Hoffnung auf, jedes Kind hat es verdient!

Die Kunst dabei ist, hohe Erwartungen herunterzuschrauben und vor allem keine Dankbarkeit zu erwarten. Das heißt aber nicht, dass man sich nicht persönliche Grenzen setzen darf und soll. „Wie viel kann ich geben, ohne mich dabei auszulaugen?“
Vergessen Sie nicht die häufig schlimmen Vorgeschichten der Kinder und tauschen Sie sich gut mit Ihrem Team aus. Das kann helfen, immer wieder aufs Neue zu verstehen. Rechnen Sie damit, dass sich erreichte Erfolge immer wieder destabilisieren, und versuchen Sie, auch kleinste Errungenschaften anzunehmen und für sich wertzuschätzen. Und machen Sie sich nichts vor, auch wenn sich vieles kompensieren lässt: Eine ganz tief verankerte Bindungsstörung lässt sich meist nicht vollkommen ausgleichen. Oft bleibt ein überdurchschnittliches Maß an Ängstlichkeit, Bindungsunsicherheit oder Unselbstständigkeit. Aber je früher man beginnt und je gezielter man eingreift, umso günstiger sind die Entwicklungen, umso eher steigt die individuelle Lebensqualität und reduzieren sich ungünstige Verläufe, wie z. B. häufige Psychiatrieaufenthalte.

Beratung und Therapie

„There is no such thing as a baby“ (D. Winnicot).
Der Patient ist nicht das Kind, auch nicht die Eltern,
der Patient ist die Beziehung der beiden.

Eine gute therapeutische Beziehung ist der beste Wirkfaktor für einen erfolgreichen Therapie-/Beratungsverlauf!

Der Aufbau einer guten Bindung und Beziehung spielt bei jeder pädagogischen und (psycho-)therapeutischen Arbeit, ja eigentlich bei nahezu jeder helfenden Tätigkeit, eine wichtige Rolle. Es ist mehrfach untersucht worden, dass eine qualitativ gute Beziehung zwischen Therapeut und Patient der wichtigste Indikator für einen erfolgreichen Therapieverlauf ist, unabhängig davon, aus welcher therapeutischen Schule der Behandler stammt. Gleiches gilt für einen Beratungsprozess, z. B. im Rahmen einer Familienberatungsstelle. Gelingt es dem Berater, einen guten Draht zum Klienten herzustellen, erhöht dies die Chancen für einen erfolgreichen Verlauf um ein Vielfaches. Der Berater muss dabei (wenn nötig) ohne Wenn und Aber den aktiven Part der Beziehungsgestaltung einnehmen. Er hat die Verantwortung und die Aufgabe, eine gute Bindung zum Klienten herzustellen. Dabei gilt aus bindungstheoretischer Sicht: „eher mehr als weniger“, d. h. lieber reelle (selbstverständlich therapeutische) Beziehungen eingehen mit der Gefahr, sich ein wenig zu verwickeln, anstatt zu distanziert zu sein.

Bei einer therapeutischen oder beraterischen Arbeit nach bindungstheoretischer Konzeption wird auf den Aspekt der Beziehung besonders viel Wert gelegt. Grundlegende Annahme ist, dass der Klient mit einem aktivierten Bindungssystem zur Therapie bzw. Beratung kommt und nach Hilfe, Unterstützung und Schutz ruft. Wenn man nun davon ausgeht, dass Klienten, die eine therapeutische Hilfestellung suchen, häufiger eine unsichere oder auch desorganisierte Strategie aufweisen, dann verhalten sie sich häufig ambivalent. So erscheinen sie z. B. nicht zum vereinbarten Termin, obwohl die Anfrage dringlich erschien. In einer Behandlung nach bindungstheoretischen Prinzipien müsste in diesem Fall das Signal gegeben werden: „Ich war für Sie da und habe auf Sie gewartet. Ich hatte den Eindruck, dass Sie Hilfe brauchen, und war überrascht, dass Sie nicht gekommen sind." Der Berater würde anrufen und nachfragen, was passiert ist, dem Klienten rückmelden, dass er vermisst wurde, und ihm dann einen neuen Termin anbieten, statt Konsequenzen zu ziehen (z. B. bei der Psychotherapie ein Ausfallhonorar zu berechnen oder im Rahmen einer Beratungsstellenarbeit an eine andere Stelle zu verweisen). Damit signalisiert man dem Klienten, dass man seine Angst und seine Nöte versteht und nachvollziehen kann, dass es für ihn schwierig ist, zu kommen. Klare Konsequenzen an dieser Stelle würden bindungsunsichere Menschen wahrscheinlich noch mehr verunsichern, als sie es ohnehin schon sind, und die Angst erhöhen, professionelle Hilfe in Anspruch zu nehmen. Es würde ihnen in Zukunft vermutlich noch schwerer als bisher fallen, sich jemandem mit seinen Nöten, Ängsten und Unsicherheiten anzuvertrauen.

Beginn eines Therapie- bzw. Beratungsprozesses

Nach der Bindungstheorie wird Bindungsverhalten ausgelöst in einer Situation, die ein Mensch alleine mit seinen Mitteln nicht mehr lösen kann. Nun ist eine Aufnahme bzw. Einweisung in eine Klinik, ja auch der Beginn einer ambulanten Therapie oder Beratung, per se ein Auslöser für eine Aktivierung des Bindungssystems. Der Anfang (und auch das Ende) einer ambulanten oder stationären Behandlung ist somit eines der entscheidenden Elemente im therapeutischen Prozess, die es besonders gut im Blick zu halten gilt.

Da man, wie bereits erwähnt, davon ausgeht, dass Menschen, die psychologische Hilfe suchen, mit einem unsicheren Bindungssystem kommen, ist neben dem Bindungsbedürfnis vor allem die Angst hoch aktiviert. Das Explorationsverhalten kann aber nicht gleichzeitig aktiviert werden, wenn das Bindungsbedürfnis aktiviert ist. Erst wenn ein ausreichendes Vertrauen gefasst wurde und die Klienten in der Lage sind zu explorieren, können sie ihre innere Welt erkunden. Es bedarf also ausreichender Sicherheit und Vertrauen in die therapeutische Beziehung, damit es für den Klienten möglich wird, sich auch negative Gefühle wie Wut und Scham anzuschauen.

Deswegen sollte auf eine nüchterne Faktensammlung zu Beginn eines Therapie- oder Beratungsprozesses zunächst verzichtet und diese erst später nachgeholt werden, wenn der Therapeut beim Patienten einen ausreichenden „Beziehungskredit" angehäuft hat. Sobald es gelungen ist, ein entsprechendes Beziehungspolster aufzubauen, besteht die nächste Aufgabe des Helfers darin, auf eine emotionale Öffnung des Klienten möglichst feinfühlig zu achten, die Reaktionen richtig wahrzunehmen und prompt und angemessen darauf einzugehen. So wie das „gute" Eltern auch bei ihren Kindern tun würden. Zur Festigung der Vertrauensbasis und um noch ein wenig menschlicher zu erscheinen empfiehlt es sich, als Fachkraft durchaus auch Dinge aus dem privaten Bereich zu erzählen. Z. B. könnte man über seinen Wohnort plaudern, wenn es inhaltlich passt. Oder auch als Beispiel ausführen, welche Erfahrungen man mit den eigenen Kindern bei bestimmten (gescheiterten) erzieherischen Aufgaben gemacht hat (z. B. beim Tisch decken helfen). Man könnte auch mit dem Ratsuchenden über gemeinsame Hobbys plaudern oder sich mit ihm über das schlechte Abschneiden der deutschen Nationalmannschaft bei der WM aufregen. Jeder Berater/Therapeut muss hier natürlich seine eigenen, individuellen Grenzen erkennen. Nicht zu empfehlen ist aber, z. B. den Hilfesuchenden bei jeder Begrüßung und/oder Verabschiedung zu umarmen. Und dass dieses Plaudern nie intim, Geheimnis anvertrauend und grenzüberschreitend werden darf, braucht eigentlich nicht extra erwähnt zu werden.

Strukturell bedeutet Arbeit mit bindungsunsicheren Menschen speziell für Beratungsstellen, dass dem aufsuchenden Klienten ermöglicht wird, immer denselben Berater bzw. dieselbe Beraterin in Anspruch nehmen zu können. Auf ein unentschuldigtes Nichterscheinen sollte weder mit einer ablehnenden oder abweisenden noch mit einer „Egal-Haltung" reagiert werden.

Obwohl der Kontext einer Beratungsstellenarbeit deutlich niedrigschwelliger angesetzt ist als die Aufnahme einer Psychotherapie, können die bindungstheoretischen Ideen in etwas abgeschwächter Form auch auf den beraterischen Kontext übertragen werden. D. h., auch hier könnte man die Klienten anrufen, wenn sie nicht erscheinen, und ihnen einen neuen Termin anbieten. Auch hier gilt es, der Beziehung mehr Raum einzuräumen als dem Sammeln von (Anamnese-)Daten. In Anlehnung an die Konzepte für die Psychotherapie sollte der Beratungsprozess möglichst lange angesetzt werden, da der Schwerpunkt auf dem Herstellen von gegenseitigem Vertrauen und Verlässlichkeit liegt, was ausreichend Zeit benötigt. Und schließlich können auch im Setting einer Erziehungs- und Familienberatungsstelle therapeutische Methoden mit einer bindungsorientierten Zielsetzung bzw. -ausrichtung eingesetzt werden.
Dabei handelt es sich um Methoden wie die Arbeit mit Genogrammen zur Verdeutlichung der Weitergabe von Bindungsmustern über Generationen hinweg.

Dabei handelt es sich aber auch um den Einsatz von Fragebogen- und Interviewverfahren, wie z.B. das Adult Attachment Interview von Mary Main, systemische Familienaufstellungen mit aufgesetzter „Bindungsbrille“ oder das Geschichtenergänzungsverfahren von Gloger-Tippelt und König (2009).

Eltern-Säuglings-Psychotherapie

Die Eltern-Säuglings-Psychotherapie befasst sich in erster Linie mit den sogenannten Fütter- und Regulationsstörungen und nimmt sich im Besonderen des Themas Bindung und Interaktion von Mutter und Kind an. Bei den Regulationsstörungen handelt es sich um besondere Schwierigkeiten von Babys und Kleinkindern, ihr Verhalten in verschiedenen Situationen (Selbstberuhigung, Schreien, Schlafen, Füttern, Aufmerksamkeit) selbst adäquat zu regulieren.

Therapeut als Interessenvertreter des Babys.

Im Bereich dieser Frühen Hilfen, d.h. der Arbeit mit Müttern und Vätern und deren Babys und Kleinkindern unter bindungstheoretischen Gesichtspunkten, kann es eine Methode sein, dass der Therapeut immer wieder beharrlich die Rolle des Interessenvertreters für die Bedürfnisse des Kindes übernimmt. Er hätte dann die Aufgabe, kontinuierlich dazu anzuregen, über das Baby nachzudenken. Die Einnahme einer systemisch-reflexiven Haltung („Was glauben Sie, was braucht Ihr Kind jetzt im Augenblick?“) soll die Mutter bzw. den Vater animieren, einen Perspektivwechsel einzunehmen und die Wünsche und Bedürfnisse des Kindes ins Zentrum zu stellen.

Jungen und eher unsicheren Eltern helfen anfangs sogar noch besser möglichst direktive Anleitungen im Sinne von: „Haben Sie schon mal ausprobiert, Ihrem Baby einen Kuss auf den Bauch zu geben?“ Solche Interventionen bieten ein konkretes Handlungsrepertoire, schaffen neue Räume und laden dazu ein, neue Umgangsweisen auszuprobieren. Das emotional geschützte therapeutische Setting eignet sich gut dafür, solche Verhaltensweisen zu erproben und zu verhindern, in alte Muster zu verfallen.

Je mehr Belastungsfaktoren in der Familie, desto enger muss die Betreuung sein!

Bei Familien mit vielfältigen Belastungsfaktoren, wie chronischen Krankheiten, bildungsfernen Erziehungsmethoden oder finanziellen Schwierigkeiten, empfiehlt es sich, häufige Kontakte zu den Familien zu ermöglichen. Neben der rein praktischen Einübung von Feinfühligkeit ist man hier wiederholt mit der Schwierigkeit konfrontiert, überhaupt eine emotionale Zugänglichkeit herzustellen. Etliche Eltern sind einfach nicht dazu in der Lage, auf bindungsrelevante Signale ihrer Kinder angemessen zu reagieren. Sie haben aufgrund eigener Erlebnisse interne Überzeugungen (Repräsentationen) gebildet: „Wenn ich schreie und mich nach Nähe sehne, werde ich enttäuscht" oder sogar: „Ich darf nicht schwach sein und Nähe fordern, sonst werde ich bestraft." Diese negativ besetzten Erfahrungen von Bindungsverhalten wurden derart verinnerlicht, dass sie ein Teil des Selbst geworden sind. Häufig führen daher Reaktionen des Kindes (z. B. Kopf wegdrehen) zu übergeneralisierten Fehlinterpretationen im Sinne von „Mein Kind mag nicht, wenn man es streichelt" bis hin zu „Mein Kind lehnt mich als Mutter ab". Entsprechend abweisend fällt die Reaktion der Eltern aus. Sich alternativ zum eigenen Erlebten zu verhalten, wird plötzlich so schwierig, wie z. B. schwimmen zu wollen, wenn man es nie gelernt hat. Dieses elterliche Verhalten führt wiederum dazu, dass das Kind keine positive Bindungserfahrung macht und abspeichert: „Körperliche Nähe zu meiner Mama ist kein schönes, wohliges Erlebnis".

Videoarbeit dient der Förderung einer positiven Interaktion.

Eine gute Möglichkeit, solche Situationen zu reflektieren und das in diesem Zusammenhang oft auftretende verlegene Schweigen zwischen Kind und Eltern zu unterbrechen, ist die Arbeit mit Video. Bindungsrelevante Situationen zu sehen und sich selbst dabei zu erleben, hat eine höhere Wirkung, als lediglich darüber zu sprechen. Missverständnisse in der Interaktion können detaillierter aufgezeigt und deutlich besser behoben werden. Man könnte z. B. der Mutter anhand der Bilder zeigen, dass das Wegdrehen des Kopfes eine Reaktion darauf ist, dass die Mutter nicht den richtigen Abstand (ca. 20 cm) eingehalten hat und dadurch für das Kind eine Überreizung stattgefunden hat, weil die Mutter zu nah vor das Gesicht kam. Was man selbst sehen kann, glaubt man eher, als wenn einem dies von einem anderen Menschen gesagt wird. Allerdings geht es bei der therapeutischen Arbeit mit Video weniger darum, direkt auf etwas hinzuweisen, sondern vielmehr darum, offene Fragen so zu beantworten, dass Eltern im Sinne einer Eigenerkenntnis zu Antworten hingeführt werden. Essenziell ist dabei das Hervorheben von Ressourcen. Dies ist sehr wichtig, da der Einsatz von Video als extrem konfrontierend wahrgenommen werden kann. Videos können Defizite sehr scharf stellen und einem Menschen seine Mängel und Fehler deutlich aufzeigen!

Für die Stärkung der elterlichen Kompetenzen und Förderung der Bindungsentwicklung gibt es auch einige manualisierte hochwirksame Methoden und Programme mit Videoeinsatz (z. B. STEEP, SAFE).
Eine aus diesen Programmen herausgegriffene Methode ist, dass man das Kind einen Brief an die Mutter schreiben lässt. Den Brief schreibt natürlich die Mutter. Sie versetzt sich in die Lage des Kindes, vollzieht einen Perspektivwechsel und versucht in die Gedanken- und Gefühlswelt des Kindes zu schlüpfen.

Bei der Arbeit mit Familien ist besonders darauf zu achten, dass nicht nur zum Kind eine sichere therapeutische Bindungsbeziehung aufgebaut wird, sondern zu allen Beteiligten, vor allem auch zu den Vätern.

Therapeutische Beziehungen zu allen Beteiligten aufbauen!

So kann eine einfache und hilfreiche Methode für den Therapeuten im Behandlungsprozess mit mehreren Familienmitgliedern sein, darauf zu achten, was die Angehörigen bei ihm auslösen. „Welches Bindungsmuster aktivieren die Beteiligten bei mir?“ Nehme ich das Verhalten der Eltern als vorhersagbar angemessen wahr? Dann kann dies als ein Hinweis für ein sicheres Bindungsmuster gewertet werden. Ist das Verhalten der Bezugspersonen eher vorhersagbar unangemessen? Dies spricht eher für eine unsicher-vermeidende Bindung. Und ist das Verhalten der Eltern uneinschätzbar und unvorhersagbar, also mal so und mal so, spricht dies für ein eher ambivalentes Bindungsmuster! Die einzelnen Angehörigen können selbstverständlich unterschiedliche Empfindungen beim Therapeuten auslösen. Diese Analysemethode ist sicherlich als eine sehr vereinfachte und nicht als wissenschaftlich fundierte Klassifikation zu betrachten, kann aber an der einen oder anderen Stelle in der praktischen Arbeit mit den Angehörigen sehr hilfreich sein.

Therapeutische Arbeit mit Kindern

Eine bewährte therapeutische Methode bei der Arbeit mit (kleinen) Kindern ist das symbolische Spiel mit Puppen und Figuren. Kinder erzählen häufig nicht von Konflikten, sondern spielen sie oder bringen sie durch andere Verhaltensweisen zum Ausdruck. In der Spieltherapie wird die kindliche Begeisterung für das Spiel therapeutisch genutzt. Das Kind bekommt die Möglichkeit, seine Gefühle, Bedürfnisse, Konflikte und sein Bindungsverhalten zu äußern und symbolisch mit Puppen, Figuren oder Gegenständen auszudrücken. Der Therapeut hat die Aufgabe, die emotionalen und bindungsrelevanten Äußerungen des Kindes im Spiel wahrzunehmen, richtig zu interpretieren, prompt und angemessen darauf zu reagieren und sich so auf das innere Erleben des Kindes einzustimmen. Neue Fähigkeiten können entdeckt, andere Gefühls- und Sichtweisen übernommen werden. Spieltherapie kann im Alter von etwa 4 bis 12 Jahren eingesetzt werden, meist in Einzeltherapie. Es gibt zudem die Form der Eltern-Kind-Spieltherapie und die Familienspieltherapie.

Wenn sich nun im gemeinsamen Spiel mit dem Kind Ängste oder Aggressionen zeigen, kann man davon ausgehen, dass das Bindungssystem hoch aktiviert ist. Die Empfehlung ist dann, dass man mit den Kindern überlegt, welche Möglichkeiten von Schutz und Sicherheit es in der konkreten Spielsituation geben könnte. „Wer muss jetzt in welcher Funktion und mit welchen Fähigkeiten ins Spiel treten, um dem „Kasper“ Schutz und Sicherheit zu

Das symbolische Spiel muss unbedingt gut ausgehen!

bieten?“ Wenn vonseiten des Kindes keine Aktivitäten oder zumindest Ideen erfolgen und gar nichts geht, könnte der Therapeut von sich aus einen Beschützer oder Retter ins Spiel bringen. Niemals sollte ein Spiel aber ohne guten Ausgang beendet werden! Das heißt, der „Kasper“ darf unter keinen Umständen mit seinen Nöten, seiner Angst und Unsicherheit allein gelassen werden. Die Spielsituationen müssen sich so auflösen, dass er den nötigen Schutz und Beistand erhält, damit sich das aktivierte Bindungssystem wieder beruhigen und entspannen kann.

Therapeutische Arbeit mit Jugendlichen

Die Arbeit mit Jugendlichen stellt im therapeutischen und/oder beraterischen Kontext eine besondere Herausforderung dar. Bei keiner anderen Klientengruppe ist es so grundlegend wichtig, an der Motivation zur Aufnahme einer Behandlung zu arbeiten wie bei dieser. Der Berater bzw. Therapeut darf zu keiner Zeit als der verlängerte Arm der Eltern fungieren und damit bereits erworbenen Beziehungskredit zunichtemachen. Bei dieser Klientengruppe kann dies überraschend schnell passieren und die Jugendlichen fühlen sich „verhaftet“. Das pubertär bedingte Abgrenzungsbestreben bei Jugendlichen steht grundsätzlich im Widerspruch zum potenziellen Aufsuchen eines Beraters und/oder Therapeuten. „Wenn ich zu jemandem gehe und ihm sage, es geht mir nicht gut, werde ich abhängig und bin nicht mehr autonom.“ Dies sollte am Anfang eines Prozesses unbedingt angesprochen werden. Eine Möglichkeit ist es, dem Jugendlichen zu jeder Zeit die eigene Entscheidungsfreiheit über das *Wann, Wie oft* und *Wie lange* zu lassen. „Ich bin hier, Du kannst mich nutzen, z. B. als emotionale Basis, aber Du entscheidest, wie lange und wie oft.“ Der Jugendliche bestimmt so das Setting des Therapieprozesses, die Dauer und die Frequenz. „Ich verlange von Dir nicht, regelmäßig einmal in der Woche auf der Matte zu stehen.“

Zeitgemäße Medien wie das Internet nutzen Jugendliche gern, um sich „Ne(s)tzwärme“, also Schutz und Sicherheit, zu holen, wenn sie das Gefühl haben, Hilfe zu brauchen („Ich bin online, also bin ich.“). Der Einsatz zusätzlicher Kommunikationsmittel (E-Mail, SMS) eignet sich im therapeutischen Prozess, um diese Wünsche bedienen zu können und gleichzeitig die Autonomie der betroffenen Jugendlichen zu wahren. Es ist allerdings wichtig, dass das Internet eine Ergänzung und kein Ersatz für die soziale Kommunikation auch mit dem Behandler wird. Man sollte darauf achten, welche entwicklungsrelevanten und herausfordernden Aufgaben die Jugendlichen außerhalb der Medienwelt im direkten Kontakt lösen müssen.

Internet als Ergänzung, nicht als Ersatz für Bindungsaufbau nutzen.

Unterbrechung und Beendigung eines Beratungs-/Therapieprozesses

Neben dem Beginn einer Beratung bzw. Therapie stellen vor allem Unterbrechungen wie Krankheit und Urlaub kritische bindungsrelevante Situationen dar, die frühzeitig angesprochen werden müssen. Diese Situationen sind für einige Klienten angstbesetzt, aktivieren das Bindungssystem und blockieren die weitere Arbeit an sich selbst. An dieser Stelle bieten sich verschiedene Methoden an.

Wer es mit seiner Arbeitsbelastung und seinen persönlichen Grenzen vereinbaren kann, könnte z. B. eine Postkarte schicken, eine E-Mail oder eine SMS schreiben oder seine Handynummer für den Notfall hinterlassen mit der Bitte, sorgsam und verantwortungsvoll damit umzugehen.

Sicherlich braucht man als professioneller Helfer mal eine Auszeit und möchte dies einfach nicht. Trotzdem gibt es vielleicht den einen oder anderen langjährigen Klienten, bei dem man eine kurze Nachricht investieren und einsetzen möchte. Auch hat nicht jeder Klient eine schwerwiegende Bindungsproblematik und braucht und möchte dies vielleicht auch gar nicht. Es gilt, individuell abzuwägen und zu entscheiden.

Im Vorfeld empfiehlt es sich aber immer, eine Unterbrechung gut vorzubereiten, z. B. indem sie frühzeitig angesprochen wird. Grundsätzlich zeigt sich in der Praxis fast immer, dass Klienten eine Abwesenheit umso besser verarbeiten, je genauer sie informiert werden. Dazu gehört auch, dass der Berater erzählt, wo er hinfährt, was er dort macht und wann er dem Klienten wieder zur Verfügung stehen wird. Und auch das Überlassen eines Übergangsobjektes, also eine Erinnerung aus dem Behandlungsraum für die Zeit der Abwesenheit, ist eine recht einfache und wenig zeitaufwendige Methode, die nicht nur in der Arbeit mit Kindern angewendet werden könnte. Alternativ bietet es sich bei Erwachsenen an, eine einfache therapeutische Hausaufgabe als Erinnerungsanker bis zur nächsten Sitzung nach der Unterbrechung zu stellen.

Wenn man diese Methoden nicht einsetzen möchte, wäre es das Mindeste, anzusprechen und nachzufragen, welche Gefühle die Ankündigung eines Urlaubs beim Klienten auslöst.

Am stärksten dürfte das Bindungssystem bei der Beendigung eines Behandlungs- bzw. Beratungsprozesses aktiviert werden. Hier empfiehlt es sich, diesen Prozess lange vorzubereiten und gegebenenfalls so etwas wie „Trauerarbeit" zu leisten. Gegen Ende könnte z. B. eine Intervallbehandlung für die weitere Zukunft angeboten werden. Man kann auch davon absehen, eine Hilfemaßnahme völlig und unwiderruflich zu beenden, und dem Klienten anbieten, im Sinne eines „Hausarztprinzipes" immer wieder und jederzeit wieder kommen zu dürfen. Dies eröffnet dem Klienten die Möglichkeit, den Berater bzw. Therapeuten auch Jahre nach Abschluss einer Beratung bzw. Behandlung jederzeit wieder für eine oder mehrere Sitzungen aufzusuchen.

Nach Abschluss einer Behandlung weitere Sitzungen ermöglichen!

Der Betroffene erhält damit die Sicherheit, dass der Berater bzw. Therapeut auch nach der abgeschlossenen Behandlungszeit in Zeiten der Not für ihn da ist. Somit wird ihm ein sicherer Hafen geboten, den er immer wieder anlaufen kann.

Schlusswort und Resümee

Janne ist inzwischen erwachsen. Sie wohnt in einer betreuten Wohngemeinschaft für Menschen mit psychischer Beeinträchtigung und geht in einem geschützten Rahmen einer regelmäßigen Arbeit nach. Hin und wieder hat sie eine Beziehung zu einem jungen Mann, noch nicht wirklich stabil und dauerhaft, aber immer wieder, und mir erscheinen ihre Beziehungen zunehmend länger und gefestigter. Sie hat traurige Phasen und neigt zu selbstverletzendem Verhalten. Aber Janne ist weder juristisch auffällig geworden noch ist sie in ungünstige Milieus (z. B. Prostitution) abgerutscht. Sie nimmt keine Drogen, hat seit fast fünf Jahren keine Psychiatrie mehr von innen gesehen, vor allem aber beschreibt sie ihr Leben selbst als „o.k.". Der Verlauf der langjährigen Förderung und Behandlung von Janne ist kein idealer Verlauf und auch nicht als voller Erfolg zu betrachten, aber er ist auch nicht schlecht und vor allem realistisch.

Was wäre für ihren Lebensweg günstiger gewesen? Ich glaube, dass es ihr vor allem in ihrer frühen und mittleren Kindheit geholfen hätte, wenn sowohl die beteiligten Fachleute der Institutionen, wie z. B. des Jugendamts, als auch die Pflegeeltern oder die Erzieher in den Heimen ein fundierteres Wissen über Bindung und damit ein inneres Konzept für den Beziehungsaufbau und die Beziehungsgestaltung gehabt hätten. Das Wissen hätte helfen können, die Verhaltensweisen, die Beziehungs- und Entwicklungsprozesse von Janne besser zu verstehen. An der einen oder anderen Stelle wäre es dadurch wahrscheinlich gelungen, pädagogisch adäquater zu reagieren und ihr die notwendigen Grenzen zu setzen, die sie gebraucht hätte. Und es wäre möglich gewesen, ihre auffälligen Verhaltensweisen anders zu bewerten und entsprechende Hilfestellungen einzuleiten. Mit Sicherheit wären ihr nicht alle, aber vielleicht einige Betreuerwechsel und Bindungsabbrüche erspart geblieben. Sie hätte ein Stück weit weniger die Erfahrung machen müssen, dass mit ihr etwas nicht stimmt und dass sie ‚repariert' werden muss.

Kinder werden geprägt durch die verschiedenen Lebensbedingungen, durch die Wechselwirkungen, durch Schutz- und Gefahrensituationen und sind dabei unglaublich anpassungs- und auch leidensfähig. Ungünstige Bindungserfahrungen lassen sich nicht ungeschehen machen. Sie können weder ignoriert noch weggeredet werden. Aber man kann neue Bindungserfahrungen hinzufügen, dafür ist es nie zu spät. An dieser Stelle sind Sie als Verwandter, Bekannter und Freund, als Erzieher, Lehrer und Pädagoge und als professioneller Therapeut und Arzt gefragt.

Gelingende Bindungsbeziehungen und -erfahrungen sind der beste Garant für ein zufriedenes und erfolgreiches Leben, sie helfen, mit den Herausforderungen des Lebens besser zurechtzukommen. Deshalb sollte meines Erachtens das Ziel jeglicher professioneller und auch freundschaftlicher Hilfe sein, diese zu ermöglichen.

Ich wünsche Ihnen und mir bei dieser Aufgabe für die Zukunft weiterhin viel Kraft und Energie, viel Erfolg und vor allem ein wenig Geduld!!

Thomas Köhler-Saretzki

Literatur

Ahnert, L. (2015). Wieviel Mutter braucht ein Kind? Bindung – Bildung – Betreuung. Öffentlich und privat. Unveränd. Nachdr. d. Erstaufl 2010. Heidelberg.

American Psychiatric Association (APA) (2013). Diagnostic and Statistical Manual of Mental Disorders DSM 5.

Berg, M. (2019). Die Wirksamkeit systemischer Beratung. Erhöht Erziehungs- und Familienberatung die Bindungssicherheit von verhaltensauffälligen Kindern? V&R unipress, Göttingen.

Bowlby, J. (2010). Frühe Bindung und kindliche Entwicklung. Reinhardt Verlag, München.

Brisch, K. H. (2011). Bindungsstörungen: Von der Bindungstheorie zur Therapie. Klett-Cotta, Stuttgart.

Crittenden, P. M. (1999). Klinische Anwendung der Bindungstheorie bei Kindern mit Risiko für psychopathologische Auffälligkeiten oder Verhaltensstörungen. In: Suess, G., Pfeifer, W. P. (Hrsg.) (1999). Frühe Hilfen: Die Anwendung von Bindungs- und Kleinkindforschung in Erziehung, Beratung und Therapie. Psychosozial-Verlag, Gießen.

de Saint-Exupéry, A. (2000). Der kleine Prinz. Karl-Rauch Verlag, Düsseldorf.

Fonagy, P., Gergely, G., Jurist, E. L., Target, M. (2008). Affektregulierung, Mentalisierung und die Entwicklung des Selbst. Klett-Cotta, Stuttgart.

Gahleitner, S. (2017). Soziale Arbeit als Beziehungsprofession. Bindung, Beziehung und Einbettung professionell ermöglichen. Beltz Juventa, Weinheim.

Gloger-Tippelt, G., König, L. (2009). Bindung in der mittleren Kindheit. Das Geschichtenergänzungsverfahren zur Bindung 5- bis 8-jähriger Kinder (GEV-B). Beltz-Verlag, Weinheim.

Grossmann, K. E., Grossman, K. (2004). Bindungen – das Gefüge psychischer Sicherheit. Klett-Cotta, Stuttgart.

Julius, H. (2001). Bindungstheoretisch abgeleitete, schulische Interventionen für verhaltensgestörte Kinder. In: Heilpädagogische Forschung 4/2001, 175-188.

Kißgen, R.: Film Bindungstheorie und Bindungsforschung, Teil 1 und 2: Grundlagen, Netzwerk Medien. Universität zu Köln, 2. Auflage 2007.

Klitzing, K. v. (2009). Reaktive Bindungsstörungen. Springer Verlag, Heidelberg.

Köhler-Saretzki, T. (2020). Psychische Erkrankung und Elternsein in der Familienberatung. Eine Untersuchung zu den Auswirkungen elterlicher Belastung auf Bindung und Lebensqualität der Kinder. Psychiatrie-Verlag, Köln.

Köhler-Saretzki, T. (2020). Bindung (er-)leben in Kita und Schule. In: Bindungs- und Beziehungsphänomene in der Sozialen Arbeit. Eigenverlag, Deutsches Zentralinstitut für soziale Fragen.

Köhler, T., Lechtermann, C. (2007). (Heil-)pädagogische Behandlung und Förderung eines bindungsgestörten Mädchens in der stationären Kinder- und Jugendhilfe. In: Unsere Jugend 2/2007, 70-78.
Main, M.: Desorganisation in der Bindung. In: Spangler, G., Zimmermann, P. (Hrsg.) (1995). Die Bindungstheorie: Grundlagen, Forschung und Anwendung. Klett-Cotta, Stuttgart.
Marvin, R. S., Cooper, G., Hoffman, K., Powell, B.: Das Projekt „Kreis der Sicherheit": Bindungsgeleitete Intervention bei Eltern-Kind-Dyaden im Vorschulalter. In: Scheuerer-Englisch, H., Suess, G. J., Pfeifer, W. P. (Hrsg.) (2003). Wege zur Sicherheit – Bindungswissen in Diagnostik und Intervention. Psychosozial-Verlag, Gießen, 25-50.
Remschmidt, H., Schmidt, M. H., Poustka, F. (Hrsg.) (2006). Multiaxiales Klassifikationsschema für psychische Störungen des Kindes- und Jugendalters nach ICD-10 der WHO. Huber Verlag, Karlsruhe
Suess, G., Scheuerer-Englisch, H., Pfeifer, W. (Hrsg.) (2001). Bindungstheorie und Familiendynamik. Anwendung der Bindungstheorie in Beratung und Therapie. Psychosozial-Verlag, Gießen.
Von Sydow, K. (2016). Bindung und Paarbeziehung. In: Strauß, B., Schauenburg, H. (Hrsg.): Bindung in Psychologie und Medizin. Grundlagen, Klinik und Forschung – Ein Handbuch. Kohlhammer, Stuttgart, 87-100.
Ziegenhain, U., Fegert, J. (2012). Frühkindliche Bindungsstörungen. In: Fegert, J., Eggers, C., Resch, F. (Hrsg.): Psychiatrie und Psychotherapie des Kindes- und Jugendalters. Springer-Verlag, Heidelberg.
Zimmermann, P. (2017). Bindung an den Vater: Eine andere Bindung. In: Zimmermann, P., Spangler, G. (Hrsg.): Feinfühlige Herausforderung. Bindung in Familie, Kita, Kinderheim und Jugendhilfe. Psychosozial-Verlag, Gießen.

Texte zum Downloaden

Drieschner, E. (2011): Bindung und kognitive Entwicklung – ein Zusammenspiel: Ergebnisse der Bindungsforschung für eine frühpädagogische Beziehungsdidaktik (Reihe: WiFF-Expertisen, Bd. 13). München (http://www.weiterbildungsinitiative.de)
Schleiffer, R. (2016): Lernen und Bindung im Kindesalter. Verfügbar unter: http://www.kita-fachtexte.de.

Hilfreiche Materialien, Adressen

Nachfolgend sind einige hilfreiche Texte, Materialien und Adressen aufgeführt. Diese Liste erhebt keinen Anspruch auf Vollständigkeit.

Therapiematerialien und (Bilder-)Bücher

Borg-Laufs, M., Breithaupt-Peters, M., Jankowski, E. (2021). Therapie-Tools Bindung und Bindungsstörungen. Beltz-Verlag, Weinheim.

Köhler-Saretzki, T., Niehues, A. (2019). Die Bindungs- und Beziehungswippe. KIKT Verlag, Köln.

Köhler-Saretzki, T. (2017). Wo ist Wilma? Ein Bilderbuch über Bindungsmuster. (kids in Balance). BALANCE Buch und Medien Verlag, Köln.

„Kreis der Sicherheit". Im Internet frei zugänglich, z.B. unter https://www.aschaffenburg.de/dokumente/Buerger-in-Aschaffenburg/Familien/circle-of-security-w-formula-german.pdf

„Was Kinderohren brauchen". Plakat und Karten im Internet frei zugänglich, z.B. unter https://www.bgs-mh.de/documents/homeoffice/Kinderohren.pdf

Melova, K., Dejova, J. Aufgelöste Bindung, Karten. Terrain GmbH, Slowakische Republik. KIKT Verlag, Köln.

Steingen, A., Hüter, M. (2020). Carolina und die Polterbären. Erziehungsbüro Rheinland gGmbH, Köln.

Adressen

Nationales Zentrum Frühe Hilfen (NZFH)
in der Bundeszentrale für
gesundheitliche Aufklärung
Maarweg 149-161
50825 Köln
Tel.: +49 (0)221 8992-0
Fax: +49 (0)221 8992-300

GAIMH
Dr. Heidi Simoni
c/o Marie Meierhofer-Institut für das Kind
Schulhausstraße 64
CH-8002 Zürich
Tel.: +41 (0) 44 205 52 20
Fax: +41 (0) 44 205 52 22
info@gaimh.org

Internetadressen

- www.gaimh.de
- www.fruehehilfen.de
- www.bke.de

Glossar

ambivalent	doppeldeutig, zwiespältig
Autonomie	Selbstständigkeit, Unabhängigkeit
Borderline-Störung	Bezeichnung für eine Persönlichkeitsstörung, die durch Impulsivität und Instabilität in zwischenmenschlichen Beziehungen, Stimmung und Selbstbild gekennzeichnet ist (ICD-10 F60.31)
Burn-out-Syndrom	Syndrom der völligen seelischen und körperlichen Erschöpfung
expansiv	ausdehnend
Exploration	Erforschung
external	nach außen verlagert
Hierarchie	Rangordnung
ICD	das wichtigste weltweit anerkannte Diagnoseklassifikationssystem der Medizin, herausgegeben von der Weltgesundheitsorganisation (WHO)
inkonsistent	unbeständig, widersprüchlich
Interaktion	Wechselbeziehung zwischen Personen und Gruppen
internalisierend	verinnerlicht, kann man nicht von außen sehen
Intervention	aktive Form der Behandlung
kompensieren	ausgleichen
pathologisch	krankhaft
physiologisch	den normalen Lebensvorgängen entsprechend
Präsenz	Gegenwart, Anwesenheit
Prävalenz	Krankheitshäufigkeit
prosoziales Verhalten	hilfreiches Verhalten auf freiwilliger Basis
Psychoedukation	Aufklärung über eine psychische Störung
psychosomatisch	auf seelisch-körperlichen Wechselwirkungen beruhend
reaktiv	psychisches Verhalten, das unmittelbar durch Umweltreize bedingt ist
schizophrene Psychose	schwere psychische Störung mit zeitweiligem Realitätsverlust (ICD-10; F20)
Setting	spezifische Gestaltung der Bedingungen einer Therapie